U0198534

磨牙症病因及临床治疗

（日）佐藤贞雄
（日）玉置胜司　　著
（日）榊原功二
周茂强　余　华　主　译
吴松涛　副主译

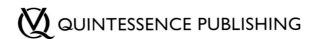

QUINTESSENCE PUBLISHING

Berlin | Chicago | Tokyo
Barcelona | London | Milan | Mexico City | Paris | Prague | Seoul | Warsaw
Beijing | Istanbul | Sao Paulo | Zagreb

磨牙症病因及临床治疗

（日）佐藤贞雄
（日）玉置胜司　　著
（日）榊原功二
周茂强　余　华　主　译
吴松涛　副主译

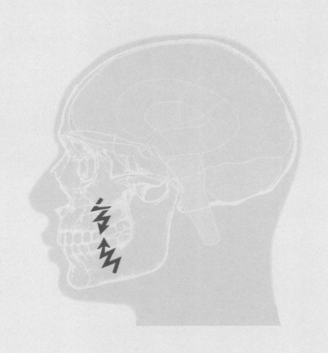

北方联合出版传媒（集团）股份有限公司
辽宁科学技术出版社

图文编辑

张　浩　刘玉卿　肖　艳　刘　菲　康　鹤　王静雅　纪凤薇　杨　洋　戴　军　张军林

This is the translation edition of Japanese edition, original title:
ブラキシズムの臨床 その発生要因と臨床的対応
著者：佐藤貞雄　玉置勝司　榊原功二
ISBN: 978-4-7812-0059-0

Copyright © 2009 Quintessence Publishing Co., Ltd.
All rights reserved.

©2025，辽宁科学技术出版社。
著作权合同登记号：06-2021第247号。

版权所有·翻印必究

图书在版编目（CIP）数据

磨牙症病因及临床治疗 /（日）佐藤贞雄，（日）玉置胜司，（日）榊原功二著；周茂强，余华主译. —沈阳：辽宁科学技术出版社，2025.1

ISBN 978-7-5591-3296-3

Ⅰ. ①磨… Ⅱ. ①佐… ②玉… ③榊… ④周… ⑤余… Ⅲ. ①磨牙症—治疗 Ⅳ. ①R781.905

中国国家版本馆CIP数据核字（2024）第005101号

出版发行：辽宁科学技术出版社
　　　　　（地址：沈阳市和平区十一纬路25号　邮编：110003）
印　刷　者：凸版艺彩（东莞）印刷有限公司
经　销　者：各地新华书店
幅面尺寸：210mm×285mm
印　　张：6.25
插　　页：4
字　　数：130千字
出版时间：2025年1月第1版
印刷时间：2025年1月第1次印刷
责任编辑：张丹婷　殷　欣
封面设计：袁　舒
版式设计：袁　舒
责任校对：李　霞

书　　号：ISBN 978-7-5591-3296-3
定　　价：168.00元

投稿热线：024-23280336
邮购热线：024-23280336
E-mail:cyclonechen@126.com
http://www.lnkj.com.cn

译者名单

主　译

周茂强　余　华

副主译

吴松涛

校　译

赵　军

　　磨牙症是指人在非生理功能状态下咀嚼肌不自主活动，使上下颌牙齿产生节律性或间断性的磨动或紧咬。磨牙症一般在无意识状态下出现，会发生在睡眠时，也会发生在清醒期间。磨牙症是口腔门诊中的常见病，儿童和成人的患病率分别为3.5% ~ 40.6%与8% ~ 31.4%，其中65岁以上老年人患病率约为3%。磨牙症对口腔颌面系统的影响巨大，可导致牙体硬组织过度磨耗、牙周组织创伤、关节及咀嚼肌损伤、修复体及种植体的并发症，严重时可能直接影响口腔咀嚼功能，甚至可能引起慢性口腔颌面部疼痛，对患者的精神状态、生活和工作会造成不同程度的负面影响。磨牙症的病因并未完全明确，有一些研究表明它们与身体的应激反应和情绪紧张有关。在受到压力和情绪不稳定时，人们的身体可能会出现多种自我调节的方式，比如磨牙，也有研究认为磨牙症可能与不良咬合的关系密切。因为磨牙症的病因还存在一定的争议，需要更多的研究来确定其确切的生理和心理或者病理机制。对于患有磨牙症的人来说，控制磨牙的频率和程度是非常重要的，以避免进一步损坏牙齿和口腔健康；对于需要口腔治疗的患者，评估其是否存在磨牙症以及程度，也非常重要。

　　佐藤贞雄是日本神奈川齿科大学校长、正畸科教授，也是骀医学研究室主任，在正畸和咬合治疗领域享誉全球，他在磨牙症的治疗方面有着丰富的经验和深入的研究。他和团队在2008年出版的这本《磨牙症病因及临床治疗》中对磨牙症的病因和临床治疗进行了全面而系统的阐述，其中磨牙的生理意义的观点即使在今天读来仍然觉得耳目一新，而关于磨牙症的咬合特点、磨牙症患者咬合治疗中序列引导的研究也非常深入，可以作为临床的指南，比较遗憾的是因为原书是日文版，在中国的读者不多，因此其先进的理念并未传播开来。

　　非常感谢周茂强医生和其团队花费了大量的时间，将这一本精彩的著作翻译成中文，让中国牙科医生以及患者有幸更便利地从中受益。周茂强医生本人长期从事正畸治疗，对骀学有着无比的热忱，多年来潜心学习国内外骀学大师们的先进理念，热心于传播所学所想。我非常感谢周茂强医生请我审阅译著，并欣然为之作序。

刘伟才

口腔医学博士

上海同济大学口腔医院数字化中心与美容牙科主任

口腔技工工艺教研室主任

夜磨牙妇孺皆知，磨牙症对牙齿的损害也是牙医的日常所见，但其研究领域却属小众。迄今为止专家们还在积极努力地研讨其成因、诊断及相关治疗的共识问题，希望通过建立一个更为科学的系统对其进行全面评估。目前有明确共识的是：磨牙症在对个人既没有伤害也没有益处的情况下可以被视为无害行为，而在与消极或积极健康结果相关的情况下，磨牙症可以被视为风险因素或保护因素。

宁波殆学论坛后，周茂强医生找到我，说翻译了一本关于磨牙症的书，想让我写个序，我立刻就答应了，研究磨牙症的人不多，有关磨牙症的专著也很少，有译著给读者自然是一件大好的事情，一定要支持。知道周茂强医生是很多年以前的事儿，在很多咬合及颞下颌关节的会议、论坛上都能看到他的身影，相关的学习群里也能看到他的头像。原本以为他只是一个有着殆学优势的正畸医生，这次才知道他还是一个学者型的开业医生，不仅主译有多本咬合相关的日文专著，还申请有多项正畸、殆架相关的国家专利。个人非常赞赏这种事业型的职业态度。

有幸成为第一个阅读《磨牙症病因及临床治疗》译本的我，决定认真研读以便能带给读者更有价值的阅读建议。原著出版于15年前，但多数观点跟现在的研究差异并不大，从一个侧面也反映了磨牙症研究的进程。即使不把磨牙症作为一个疾病来看待，当其扮演着危险因素时，对牙体的损害以及治疗的困难程度都是无法回避的现实，这也正是我推荐这本译著的意义之所在。

首先，该译著详细分析了磨牙症引起的牙体、牙周、咀嚼肌、颞下颌关节等各种口腔病损的机制，并通过分析磨牙症成因来理解正确的咬合治疗对人体健康的重要意义。其次，列举了大量与咬合检查、诊断、治疗及咬合重建密切相关的口颌系统基本概念以及技能操作细节，可作为卓越口腔医生的专业素养资源库。全书的中心思想是强调着眼于磨牙功能的咬合构建，在治疗磨牙症引起的牙体损害时要尽可能地将风险因素转化为无害行为，使恢复和维持咬合健康成为全身健康的重要组成部分。

衷心希望您在阅读这本译著时能发现更多的惊喜并获得更大量的知识储备。

阎英

中山大学附属口腔医院主任医师，研究生导师，教授

中华口腔医学会颞下颌关节与牙合学专业委员会常务委员

广东省口腔医学会颞下颌关节与牙合学专业委员会副主任委员

广东省口腔医学会理事

译者前言

2014年，我正在学习殆学课程，我在广州讲学期间，一位令人尊敬的同道听闻我在学习殆学，她建议可以去听一听关于颞下颌关节及咬合另一个不同的观点课程，可以更多地了解殆学理念，给予患者更多治疗选择。2015年，我参加了在北京举办的第三届口腔跨学科咬合重建学习班，也就是殆学界熟知的VieSID殆学课程。在课程中第一次聆听了佐藤贞雄教授的讲座，给我打开了口腔医学的另一扇窗，应该说是打开了另一扇门，让我走进了另一个不同的理念空间。2016年，获知北京福科斯医疗集团举办佐藤贞雄教授第一届颅面功能障碍正畸治疗学习班，我积极地报名参加了这个学习班。这应该感谢北京福科斯医疗集团的王宏女士，一直致力于将更好的技术引进到中国，能让我有机会学习新的殆学理念。

初识维也纳殆学时我对殆学还是懵懵懂懂，听了佐藤贞雄教授课程中讲解了Ⅱ类错殆病因机制及治疗机制后，让我顿觉颠覆，这完全不是我过去所学习的理念，佐藤贞雄教授课程中讲述，Ⅱ类是我们出生之后原本咬合与颌骨关系的状态，从Ⅱ类作为起始，约45%的人群因为下颌不能适应性地向前停留在了Ⅱ类，约55%的人群生长成为Ⅰ类，在Ⅰ类的基础上其中10%的人群继续生长发育成为Ⅲ类。其中起决定性作用的是后部支持高度（DPO）、咬合平面等因素。正是这对于我而言的全新理念，一直驱动着我在参加完佐藤贞雄老师的课程后，于2018年继续前往维也纳医科大学牙学院继续学习、求知。

磨牙症（Bruxism）当初一直被认为是口颌系统的功能异常。但是，到了20世纪后期，关于磨牙症的起因以及生理上的意义等提出了新的观点，即磨牙症与为了应激释放的情绪功能有关，现在磨牙症已经从功能异常逐渐确立了作为正常功能的地位。本书详细介绍了基于殆学的咬合方式及咬合引导、髁道斜度、调节曲线方面如何诊断治疗磨牙症，本书的出版为解决磨牙症提供了翔实的理论及临床治疗对策。

想把磨牙症的治疗理念介绍给国内的口腔医生，同时也希望能为国内口腔医生打开一扇窗，是我翻译本著作的原因。本书的译者都是有着系统殆学教育经历，也是国内从事基于殆学原则的临床医生，其中刘静、黎曙光医生是我在维也纳医科大学学习时的同学。由于译者翻译水平有限，对于书中的相关殆学专业术语以及中文与日文的差异性把握不足，希望读者在阅读本书过程中能够为译者指正，以期共同提高我国目前殆学发展水平。

感谢上海同济大学口腔医学院刘伟才教授、广东中山大学口腔医学院阎英教授在百忙之中为本书写序，并多次指导词汇翻译修正。感谢东京医科齿科大学吴松涛博士参与了本书的翻译，并在日语专业词汇方面对翻译给予指导及修正。赵军老师早年曾留学日本学习修复学，并翻译及参与编著多部修复咬合学书籍，感谢他在百忙之中给予本书翻译审校！最后对辽宁科学技术出版社的大力支持表示诚挚的感谢！

周茂强

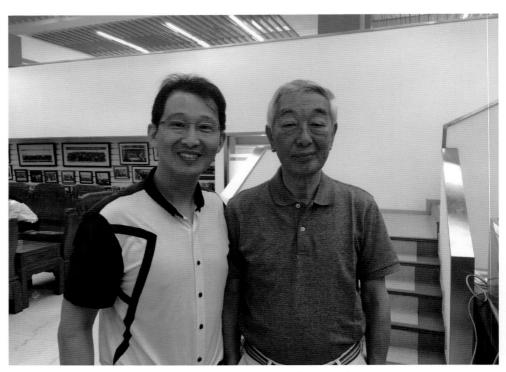

2016年，于北京　与佐藤贞雄（Sadao Sato）教授合影

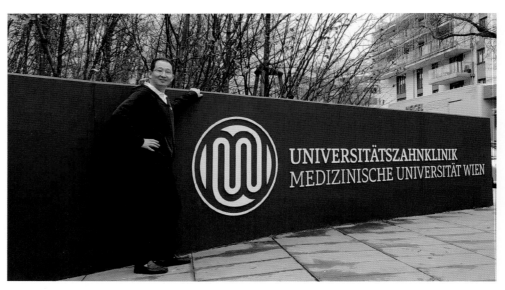

2018年，于奥地利　在维也纳医科大学牙医学院学习

"Bruxism"源自Pietkiewicz M（1907）介绍的"La Bruxomanie"。其后，Frohman（1931）建议以"Bruxism"的英语术语来表述并沿用至今。长期以来，磨牙症被视为在非功能状态下牙齿的互相摩擦，或者磨牙运动。磨牙运动被理解为以咬肌为首的咀嚼肌的节律性运动，或者持续的收缩，通常发生在患者无意识的状态下。由于磨牙症不仅发生在睡眠中，清醒时也会发生，因此为了加以区分，特意将前者称为夜磨牙症。但近期将无论是夜间还是白天在睡眠中发生的磨牙症，都称为睡眠磨牙症（Sleep Bruxism）。

在20世纪初期制订的磨牙症的概念经过约一个世纪的发展，逐渐向新概念演变。当时磨牙症一直被视为口颌系统的功能异常。直到20世纪后期，对磨牙症的起因及其生理意义等提出了新观点，即磨牙症与情绪性应激反应有关，现在磨牙症已经摆脱了被视为功能异常的错误观点，并逐渐确立了磨牙症属于口颌系统正常功能的地位。

磨牙症出现频率很高。与咀嚼及吞咽时的粭接触相比，由于磨牙症涉及咬合，故磨牙症对口颌系统产生巨大影响。磨牙运动时上下牙齿的接触时间比咀嚼和吞咽更长，而且磨牙症产生的咬合力也更大。由于人类有磨牙症，因此，粭型及咬合引导轨迹、髁道斜度、补偿曲线等在粭学方面具有重要意义。

口腔临床工作者一直为之烦恼的问题之一是磨牙症引发的强大力量。无论磨牙症具有多么重要的生理意义，对于口腔临床工作者来说似乎绝大多数时间仍然将其作为棘手问题对待。毕竟口腔治疗计划以及预后情况的判定标准是以术后口颌系统健康的预知性为前提条件。恐怕制约该预知性的最重要的口腔功能就是睡眠磨牙症了吧。因此，咬合理论显得极为重要。

如果人类没有磨牙症，也就不再需要复杂的咬合理论。但是，正因为人类有磨牙症，以此为治疗对象的口腔医疗就需要咬合理论和咬合原理的支持。对于已经高度进化的人类，口颌系统是最重要的器官之一，因此口腔医生对于极为精细的咬合系统的管理负有责任，衷心感谢社会赋予我们承担这一高水平医疗服务的使命，让我们引以为荣，同时我们也应该具备从事这种高水平职业所需的觉悟。

佐藤贞雄

2008年12月

目　录

第1章　**与磨牙症相关的口腔疾病** ——————————————————— **1**

1 绪言　　2

2 磨牙症引起的口腔疾病（损伤）　　2

3 磨牙症引起的牙、牙体损伤　　2

4 磨牙症引起的牙周组织损伤　　5

5 磨牙症引起的咀嚼肌损伤　　8

6 磨牙症引起的颞下颌关节损伤　　9

7 磨牙症和其他口腔疾病　　10

8 磨牙症和口腔疾病关联性的总结　　10

第2章　**磨牙症的生理意义** ——————————————————— **13**

1 绪言–咀嚼器官的进化背景与睡眠磨牙症　　14

2 睡眠磨牙症　　15

3 睡眠磨牙症的发生机制　　16

4 基于磨牙症的应激管理概念　　16

5 机体的应激性变化和通过咀嚼器官表达攻击性（磨牙症）的效应　　17

6 磨牙症与𬌗学　　20

第3章　**磨牙症与𬌗学** ——————————————————— **23**

1 绪言　　24

2 理解磨牙症需具备的咬合基础知识　　24

3 咬合治疗对睡眠磨牙症的意义　　29

4 适用于磨牙症的𬌗学　　30

5 在𬌗学中磨牙运动的重要性　　30

6 磨牙症、磨牙运动　　31

7 磨牙症和尖牙主导的序列引导　　32

8 让牙齿和口腔免受磨牙症困扰的咬合准则　　34

9 颞下颌关节的滑动和咬合　　34

10 咬合引导的序列性　　34

第**4**章 **磨牙症的诊断** ——————————————————————— **37**

 1 咬合诊查以及诊断的目的 38

 2 用于咬合诊查的颌位 38

 3 为了咬合诊查确定颌位关系   38

 4 诊查咬合引导轨迹 41

 5 采用磨牙检查垫诊查睡眠磨牙时的𬌗接触   42

 6 利用髁突运动描记仪诊查生理性参考位   42

 7 利用髁突运动描记仪诊查磨牙运动 45

 8 利用X线头影测量片分析骨性面型和综合诊断   47

 9 总结 49

第**5**章 **考虑到磨牙症的𬌗重建（诊断蜡型）** ——————————— **51**

 1 尖牙主导的序列引导 52

 2 生理位 52

 3 构建𬌗平面和主动正中   53

 4 𬌗重建的规划 54

 5 诊断蜡型的实践 57

 6 总结 62

第**6**章 **磨牙症的咬合治疗实践** ——————————————————— **65**

 1 绪言 66

 2 尖牙主导的序列引导的概念   66

 3 构建尖牙主导的序列引导的步骤   66

 4 确认对磨牙症的疗效 76

 5 总结 79

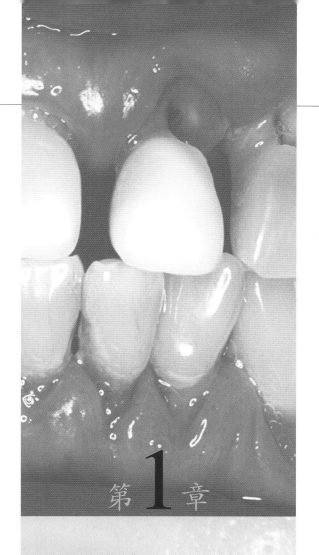

第1章

与磨牙症相关的口腔疾病

1 绪言

自从Lee WC等（1984）[1]发表关于牙颈部缺损与生物力学关系的报告以来，咬合与牙体硬组织疾病，以及牙周组织损伤等的关系开始备受瞩目。其后，众多学者确认了咬合产生的生物力学与牙颈部缺损的关系，并归纳为楔状缺损（Abfraction）的概念（图1-1）[2-4]。此外，临床表明牙隐裂、牙断裂、牙本质过敏、牙髓炎等多种口腔疾病都与咬合产生的生物力相关。源于磨牙症的口腔疾病，可归纳如下。

2 磨牙症引起的口腔疾病（损伤）

2-1 牙、牙体损伤

牙磨耗、牙釉质隐裂、牙冠折断、冠修复体以及义齿的损坏、牙颈部缺损（楔状缺损）、龋蚀、根尖病变。

2-2 牙周组织损伤

牙龈萎缩、牙周袋形成、牙槽骨吸收、牙松动、外生骨疣。

2-3 咀嚼肌损伤

咀嚼肌疲劳、咀嚼肌肥大、咀嚼肌疼痛（钝痛）、头痛。

2-4 颞下颌关节损伤

颞下颌关节不适感、疼痛、杂音、开口障碍、内部紊乱。

2-5 其他损伤

心理紧张、疲劳、错𬌗、种植体断裂。

3 磨牙症引起的牙、牙体损伤

迄今为止，对于咬合或者下颌运动的研究大多以咀嚼机制或与咀嚼相关的咬合为基础。但是，咀嚼时上下牙的接触时间极短，而睡眠磨牙症的咬合力最强，若无视睡眠磨牙症，则难以解析临床上常见的牙体损伤（图1-2）、楔状缺损（图1-3，图1-4）、外生骨疣（图1-5）、牙周组织的损伤、颞下颌关节内部紊乱、肌肉疲劳等口腔疾病的病因。因此，需要以睡眠磨牙症为基础重新构建错𬌗及咬合的理论体系。

McCoy G（1999）[5]就长期被临床忽略的牙体组织疲劳的重要性发表了研究报告。其中，他认为此前众所周知的因磨耗（Attrition）、磨损（Abrasion）、酸蚀症（Erosion）等龋齿以外的因素导致牙体组织缺损的概念并不完善，有必要将由力造成的牙体损伤（Stress Induced Lesion，应激性创伤）作为更重要的因素补充到该概念之中。的确，咬合产生的力学影响与口腔临床医疗之间的相关性比想象的更为密切。

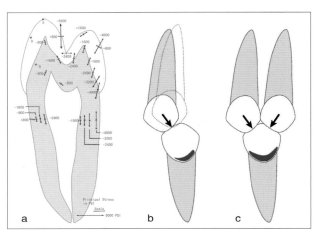

图1-1 磨牙症与楔状缺损（Abfraction）。磨牙症产生的强大咬合力不仅造成牙磨耗，还将导致楔状缺损等牙体损伤。作用于𬌗面的咬合力集中在牙颈部，造成楔状缺损（a：引自McCoy G.1999[5]，有改变）。

图1-2　**牙体损伤（非龋性）**。现代人的非龋性牙体损伤，除了众所周知的咬耗症、牙侵蚀症以及磨耗症之外，还必须考虑到慢性施加的强大咬合负荷引起的应激性创伤。本病例60岁患者可见重度咬耗症，以及唇侧的牙釉质缺损。

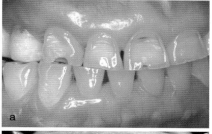
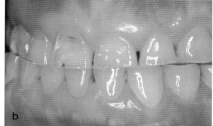
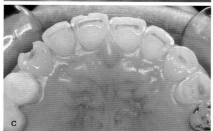
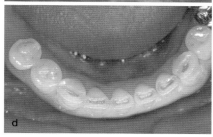

图1-3　**楔状缺损（Abfraction）**。在所有牙的牙颈部均可见楔状缺损的病例（62岁）。

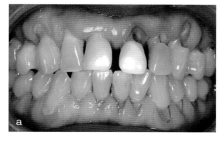
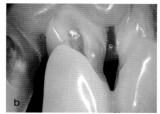
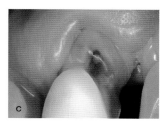

图1-4　**典型的楔状缺损（Abfraction）**。与𬌗面上的磨耗面同时产生的月牙状牙颈部硬组织缺损正在恶化。

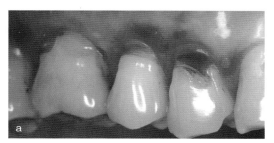
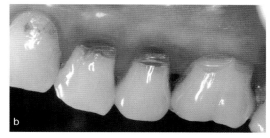

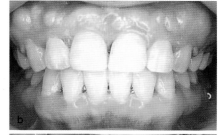

图1-5　**骨增生（外生骨疣）**。由于紧咬等强大的咬合力引发唇侧牙槽骨隆起（Torus Labiaris），以及上颌隆突、下颌舌侧外生骨疣（Torus Mandibularis）。

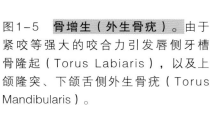
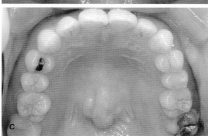
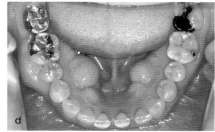

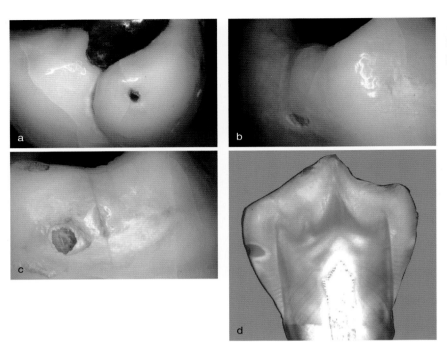

图1-6 **牙釉质隐裂和龋蚀。** 部分早期龋及邻面龋的发生，与强大的咬合力导致的牙釉质隐裂有关。

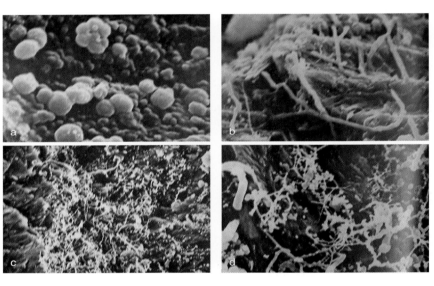

图1-7 **用扫描型显微镜观察牙釉质隐裂。** 用显微镜观察牙釉质隐裂截面，可观察到大量链球菌和细菌丛（引自 Seppa L, et al. 1985[7]）。

　　如上所述，事实逐渐表明，众多口腔疾病的病因都源于伴有强劲咀嚼肌运动的口腔不良习惯（磨牙症）。此外，邻接面龋以及平滑面龋的部分病例也可能与磨牙症导致的力学有关。

　　此前龋齿一直被认为是牙体硬组织的感染性疾病。因此，迄今为止的口腔预防医学无论是对于龋齿或是牙周病，仍然专注于减少细菌感染源。临床上也存在至今无法用感染源的理论解析

牙釉质平滑面龋（图1-6）。因此，可以认为由磨牙症引发牙本质、牙釉质等的疲劳是产生牙釉质平滑面龋的主要因素之一。Turp JC等[6]提出由于牙釉质隐裂提供了感染场所，存在继发龋的风险。的确，在显微镜下能观察到牙釉质平滑面上的早期龋存在的裂纹与龋蚀病灶相关，并在裂纹内部还观察到细菌丛（图1-7）[7]。因此，预防龋齿决不能忽略来自咬合的外力。

图1-8 **青年患者的牙龈萎缩（Gingival Cleft）早期。**17岁患者有多颗牙可见牙龈萎缩的早期症状。

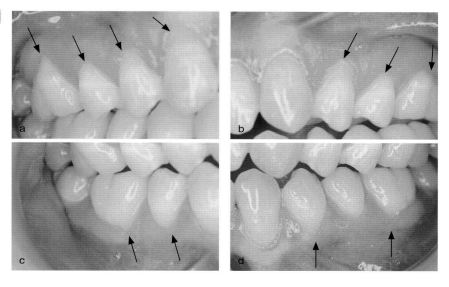

图1-9 **牙本质过敏和牙釉质隐裂。**因重度牙本质过敏来院治疗的31岁患者。用显微镜观察牙本质过敏的牙，在牙颈部可见无数细微的隐裂。

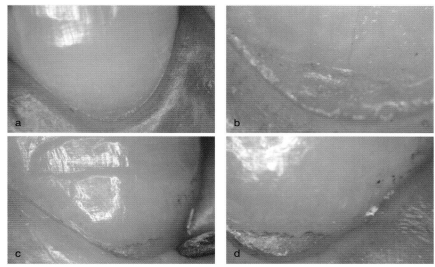

4 磨牙症引起的牙周组织损伤

　　在临床上，牙周组织受外力产生影响的症状有牙龈萎缩（Gingival Cleft）（图1-8）以及牙本质过敏的牙颈部隐裂（图1-9）。上述发生在龈牙结合部的变化也将影响深部的牙周组织。

　　关于咬合在牙周病发生过程中的影响，咬合创伤是导致牙周病恶化的因素之一。毕竟牙周病是感染性疾病，细菌感染是主要因素。但是，目前尚未明确为何口腔常驻菌仅在某处形成局限感染。为保护机体内部免受外部细菌的侵入，由上

皮组织覆盖了体表、口腔黏膜、消化器官的表层等与外界接触的表面。上皮连续性的唯一破绽之处是龈牙结合部（图1-10）。

　　在龈牙结合部，尤其是结合上皮的结构极为特殊，对外来细菌的防御机制也不同于牙龈上皮和沟内上皮。该处防御机制的作用是维持牙和牙周组织的机械结构。若口腔常驻菌引起宿主局部感染，决不能忽视局部机械性防御机制的破绽。由磨牙症产生的强大殆力导致牙松动就是造成破绽的原因之一。图1-11为主诉左侧上颌侧切牙的唇侧异常移位来院治疗的19岁患者。如图1-11c

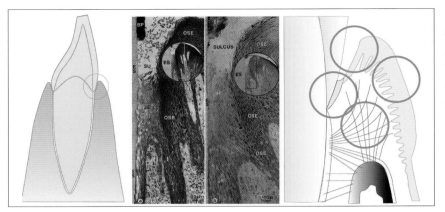

图1-10　**龈牙结合部**。结合上皮的结构极为特殊，该处防御机制的作用是维护牙和牙周组织的机械结构。若口腔常驻菌感染宿主，决不能忽视局部机械防御机制的机械性结构破绽（引自Schroeder HE.1971[8]，有改变）。

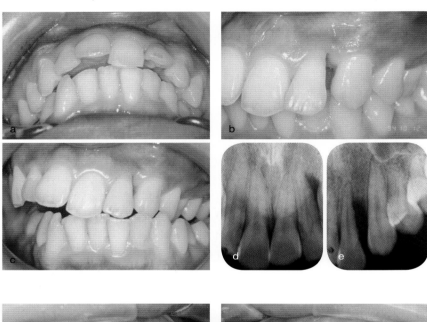

图1-11　**由磨牙症导致垂直型骨吸收**。19岁磨牙症患者的左侧上颌侧切牙处发生罕见的垂直型进行性骨吸收。表示慢性施加的动摇力削弱了龈牙结合部的防御机制，引起二次感染产生了骨吸收。

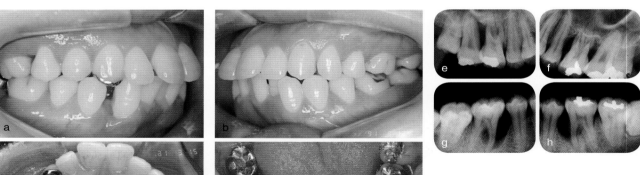

图1-12　**磨牙症和牙周病**。虽然该病例（38岁）持续了2年的牙周病治疗，但由于后牙区牙周炎急性发作未见好转，造成治疗困难。为了采用尖牙主导的序列引导，在上颌右侧尖牙舌侧戴入金属舌侧板。不过，由于磨牙症造成下颌尖牙移位，在该处形成了脓肿。

图1-13　**与磨牙症相关的复杂病例。**虽然本病例（42岁）在10余年间持续进行咬合治疗，但牙周组织状态仍在不断恶化，未见好转迹象。

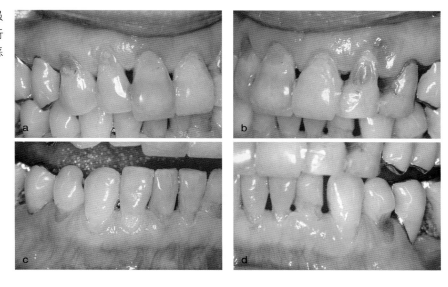

图1-14　**磨牙症和牙移位。**从几年前开始上下颌前牙移位产生间隙，来院求诊的病例。检查结果发现上下颌前牙有强劲的磨牙运动迹象，下颌前牙区有慢性炎症。

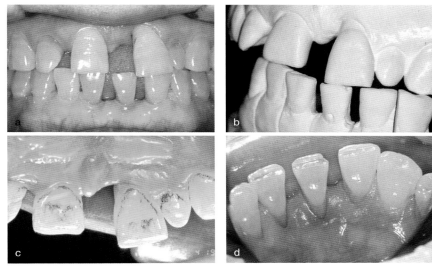

所示该病例患有磨牙症，正是由于机械性防御机制的破绽引起感染，导致垂直型进行性骨吸收。图1-12为局部进行性骨吸收的38岁牙周病患者，图1-13为楔状缺损和牙周病正在恶化的42岁牙周病患者。此外，图1-14为牙周病导致牙移位的病例。上述病例都不能忽视由强劲的磨牙运动产生的外力的影响。

年轻人即使存在牙菌斑也不容易感染。由于上皮结合部的防御机制尚能保持健全，局部环境并未达到引发感染的程度。总之，由于在强大的外力作用下使牙体组织疲劳，逐渐削弱了龈牙结合部的防御机制，因此随着年龄的增长，感染的概率将逐渐增加。众所周知，磨牙症产生的负荷将引发牙釉质磨耗以及楔状缺损、牙折裂、牙隐裂等口腔疾病。该处局部生物力学环境很可能为早期感染提供了场所[9]。因此，不要以为牙周病是单纯的感染症，而要按照牙周病与磨牙症（压力释放）的关联性重新考量。

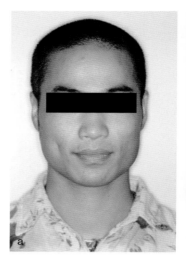

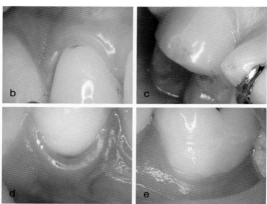

图1-15　**由于肌肉症状来院就诊的24岁患者。**主诉有颞下颌关节异常、咬肌以及颞肌的疲劳、头痛等症状。利用磨牙检查垫观察磨牙运动的𬌗接触，发现工作侧颊侧牙尖接触，以及非工作侧第二磨牙舌侧牙尖有强接触。经口腔显微镜观察，发现第二磨牙舌侧牙尖的折断和牙釉质隐裂、前磨牙以及磨牙的牙龈萎缩、楔状缺损等都属于咬合力引发的问题。

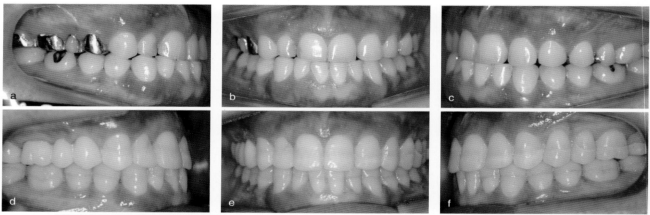

图1-16　**由于慢性头痛来院治疗的病例。**大约从2年前开始长期患有慢性头痛（剧痛）的病例（28岁）。𬌗型为两侧平衡𬌗。通过在𬌗面粘接瓷修复体，将𬌗型变更为尖牙主导的序列引导后，头痛症状消退。由此表明𬌗型与磨牙症，以及咀嚼肌运动密切相关。

5　磨牙症引起的咀嚼肌损伤

　　磨牙症引起的咀嚼肌紧张使咀嚼器官各个组成部分的负荷过重，由此引发多种口腔疾病（图1-15）。若磨牙症引起的咀嚼肌紧张进一步增强，将产生闭口肌肥大以及咀嚼肌的紧张性头痛。尽管头痛的病因多种多样，但在颅脑MRI以及循环系统等无法找到病因的情况下，若持续慢性头痛则有必要质疑由咀嚼肌紧张造成头痛的可能性。笔者团队的研究结果表明，咀嚼肌的紧张比磨牙症本身更取决于磨牙时咬合接触的𬌗型。

　　也就是说，即便同样是磨牙症（磨牙运动），由尖牙引导的磨牙运动的咀嚼肌运动相对较低。反之，若第一磨牙、第二磨牙等后牙有接触，将引发极为强烈的咀嚼肌运动。

　　按照经验，对持续慢性头痛的患者，通过将𬌗型变更为不受磨牙干扰的尖牙主导的序列引导，大部分患者能在短期内缓解头痛症状（图1-16）。对患者而言，磨牙症引发的头痛是最为严重的症状，持续的慢性头痛使患者精神心理上的负担逐渐增大，并演变成应激，进而造成磨牙运动的加剧，陷入恶性循环。

图1-17 **对颞下颌关节的过度负荷与颞下颌关节病变发现机制的假说。**对颞下颌关节过度施加的机械性负荷，借由细胞因子及自由基的产生，通过基质金属蛋白酶（MMPs）等酶破坏基质，引发颞下颌关节的退行性变。（引自Milam SB.1995[13]，有改变）。

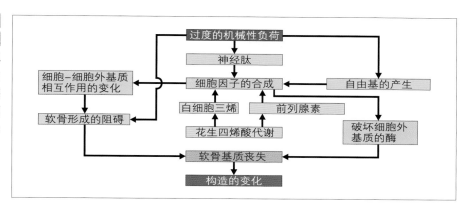

图1-18 **由于磨牙症与髁突压迫导致的损伤。**主诉颞下颌功能障碍来院治疗的38岁女性患者。8年前的颞下颌关节X线片显示髁突形态比较正常。但8年后的颞下颌关节X线片显示由于髁突压迫引起持续吸收，造成重度退行性病变。

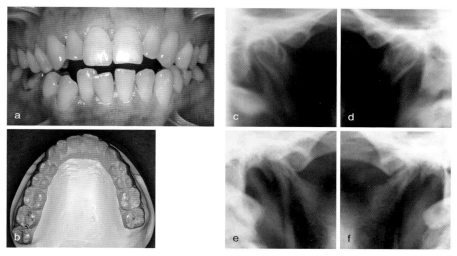

6 磨牙症引起的颞下颌关节损伤

自从提出颞下颌关节内部紊乱（Internal Derangement）这个概念以来，殆学的发展有了转折，咬合和颞下颌关节的研究也开始面临新的挑战阶段。关于颞下颌关节与咬合的关系，有人认为咬合与颞下颌关节病的发生并无太大关联，也有人认为咬合和颞下颌关节功能密不可分，这两种不同立场的争议一直持续至今。但是，最近咬合功能是引发颞下颌关节病的重要因素的支持者不断增多。Ⅱ类病例自感磨牙症的发生比例高于Ⅰ类，且Ⅱ类病例患有颞下颌关节病的比例明显偏高，主要原因是髁突后移位[12]。

基础研究领域发现在颞下颌关节病变的发生机制中，作用于颞下颌关节的机械外力和滑膜组织中伴有各种细胞因子分泌的组织变化是主因，基于该理念发表了该过程的模式图（图1-17）[13]。事实证明，在颞下颌关节内部紊乱病例的颌关节滑液中发生了破坏组织的蛋白酶活化[14]。产生颞下颌关节病的主要机械外力最可能源于睡眠磨牙症。咀嚼运动以及呼吸、发音、吞咽等下颌运动对于颞下颌关节的负荷并不大。通常，牙尖交错位也不会对颞下颌关节产生大的负荷，不过类似于磨牙症的非正中运动加大了牙列以及颞下颌关节的负荷，尤其是后牙区接触的增加，将进一步加大颞下颌关节的负荷。此外，由于这些负荷受引导轨迹斜度的影响，颞下颌关节和牙列上引导轨迹的关系变得极为重要。图1-18

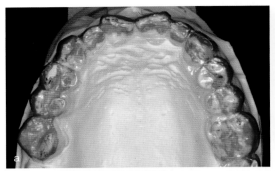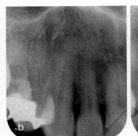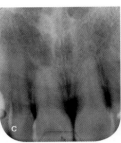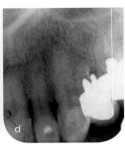

图1-19　磨牙症与牙根吸收。上颌前牙区发现由磨牙症形成的显著的小平面，牙片上可见上颌两侧的牙根吸收。

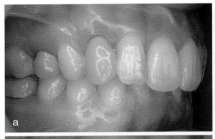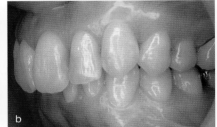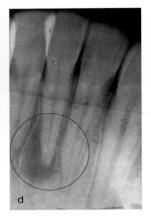

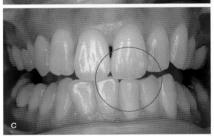

图1-20　磨牙症与根尖病变。下颌前牙可见原因不明的根尖病变。经观察磨牙运动，发现该处有强接触，预示由外力引发根尖病变的可能性。

为由于髁突压迫，仅仅8年时间便导致髁突吸收，前牙区呈开𬌗状态的病例（38岁）。

7　磨牙症和其他口腔疾病

很显然磨牙运动与牙和牙体、牙周组织、咀嚼肌、颞下颌关节等多种口腔疾病相关。此外，牙根吸收以及根尖病变，甚至正畸治疗后牙列拥挤的反弹等也很可能与强烈的磨牙运动有关（图1-19~图1-21）。另外，毫无疑问种植失败、修复体损坏、咬合紊乱等也与磨牙症相关[15]。

8　磨牙症和口腔疾病关联性的总结

即便说磨牙症几乎与绝大部分口腔疾病相关也不为过。由于磨牙症这种生理功能可以引发牙、牙周组织、颞下颌关节、肌肉系统等口颌系统的多个领域的疾病，增加了口腔疾病的诊断难度。例如，感染症本来是由特殊细菌感染引起特殊病变的单纯因果关系，而磨牙症打破了这种单纯性，增加了新的发病诱因，从而使诊断系统变得复杂多变。例如，虽然很多医生在经验层面对颞下颌关节病和咬合的关联性有一定认识，但在

图1-21　**磨牙症和正畸治疗后牙列拥挤的反弹。**通过对正畸治疗后下颌前牙区的历时观察，发现随着下颌尖牙上小平面的增加，该处的牙列拥挤出现反弹迹象。因此，更需要考虑牙的排列空间不足与磨牙症有关。

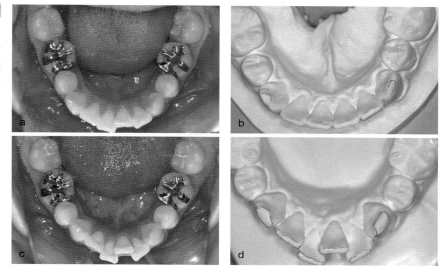

图1-22　**关于磨牙症和口腔疾病的弱关系理论。**磨牙症和口腔疾病绝对不是单纯的因果关系，而是在某种情况下磨牙症将加重牙周组织的负荷，或者在某种情况下加重颞下颌关节的负荷。因此，磨牙症与各种疾病呈弱关系。但是，磨牙症引起的肌肉过度运动将加重每种组织的负荷。为此，需要按照每位患者的情况对磨牙症和口腔疾病的关系进行综合诊查。

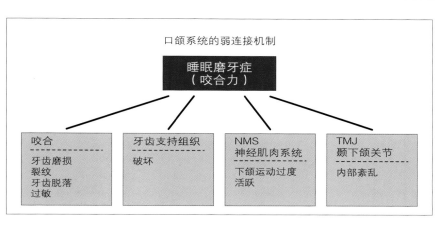

研究层面却得出颞下颌关节病与咬合的关联性极低的结果。因此，主要存在两个问题：其一是将咬合与磨牙症理解为两个不同的主题；其二是将颞下颌关节病与咬合的关系视为类似感染症的"一对一"的因果关系。与磨牙症相关的口腔疾病，与磨牙症绝对不是"一对一"的对应关系，甚至可以认为这些口腔疾病与磨牙症的关联性极弱。但是，从俯瞰全局的角度来看，过度的磨牙运动必定会使口颌系统产生某种症状[15-17]。该关联性Mehta NR用弱相关（Weak Links）理论来表示

（图1-22）[18]。

　　在临床上，掌握每位患者的磨牙运动模式极为重要。由于一直将磨牙症视为疾病，没有怎么考虑过将磨牙运动做为生理性运动来接纳，因此咬合治疗后修复体以及种植义齿的损坏、牙周病治疗后的复发、正畸治疗后的反弹等问题，都是机体反馈出的警报信号。正因为磨牙症和口腔疾病并非类似感染症的单纯因果关系，所以更需要慎重进行咬合诊断。

参考文献

[1] Lee WC, Eakle SW. Possible role of tensile stress in the etiology of cervical erosive lesions of teeth. J Prosthet Dent 1984; 52: 374–379.

[2] Simon J. Biomechanically induced dental disease. Gen Dent 2000; 48(5); 598–605.

[3] Grippo JO. Abfractions: a new classification of hard tissue lesions of teeth. J Esthet Dent 1991; 3: 14.

[4] Coleman T, Grippo J. Kinderknecht K.Cervical dentin hypersensitivity. Part II : Associations with abfractive lesions. Quintessence Int 2000; 31: 465–466.

[5] McCoy G. Dental compression syndrome: a new look at an old disease. J Oral Implantol 1999 25: 35–49.

[6] Turp JC, Gobetti JP. The cracked tooth syndrome: An elusive diagnosis. J Am Dent Assoc 1996; 127: 1502.

[7] Seppa L, Alakuijala P, Karvonen I. A Scanning Electron Microscopic Study of Bacterial Penetration of Human Enamel in Incipient Caries. Arch Oral Biol 1985 30: 595–598.

[8] Schroeder HE. Monographs in developmental biology. Basel: Karger, 1971.

[9] 久保木芳徳, 水野守造, 田崎まり子, 藤田恵二郎. エナメル質の初期齲蝕脱灰, 再石灰化および微小欠損の修復—固体表面と同質微粒子との反応測定について—. 歯科ジャーナル 1987; 25: 215–223.

[10] Tamaki K, Hori N, Fujiwara M, Yoshino T, Toyoda M, Sato S. A pilot study on masticatory muscles activites during grinding movements in occlusion with different guiding areas on working side. Bull Kanagawa Dent Coll 2001; 29: 26–27.

[11] Farrar WB, McCarty WJ. Inferior joint space arthrography and chracteristics of condylar paths in internal derangements of the TMJ. J Prosthet Dent 1979; 41: 548–555.

[12] Henrikson T, Ekberq EC, Nilner M. Symptoms and signs of temporomandibular disorders in girls with normal occlusion and Class II malocclusion. Acta Odontol Scand 1997; 55: 229–235.

[13] Milam SB. Articular disk displacements and degenerative temporomandibular joint disease. In: Sessle BJ, Bryant PS, Dionne RA(eds). Temporomandibular Disorders and Related Pain Condilions, Progressin Pain Research and Management. Vol.4. Seattle: IASP Press, 1995; 89–112.

[14] Kubota T, Kubota E, Matsumoto A, Kawai Y, Saito H, Takagaki M, Sato S. Identification of matrix metalloproteinases(MMPs) in synovial fluid from patients with temporomandibular disorder. Eur J Oral Sci 1998; 106(6): 992–998.

[15] Ekfeldt A, Chiistiansson U, Eriksson T, Linden U, Lundqvist S, et al. A retrospective analysis of factors associated with multiple implant failures in maxillae. Clin Oral Implants Res 2001; 12: 462–467.

[16] Park BK, Tokiwa O, Takezawa Y, Takahashi Y, Sasaguri K, Sato S. Relationship of Tooth Grinding Pattern during Sleep Bruxism and Temporomandibular Joint Status. Cranio 2008; 26(1): 8–15.

[17] Tokiwa O, Park BK, Takezawa Y, Takahashi Y, Sasaguri K, Sato S. Relationship of Tooth Grinding Pattern during Sleep Bruxism and Dental Status. Cranio 2008; 26: 1–7.

[18] Mehta NR, Forgione AG, Maloney G, Greene R. Different effects of nocturnal parafunction on the masticatory system: The weak link theory. Cranio 2000; 18(4): 280–285.

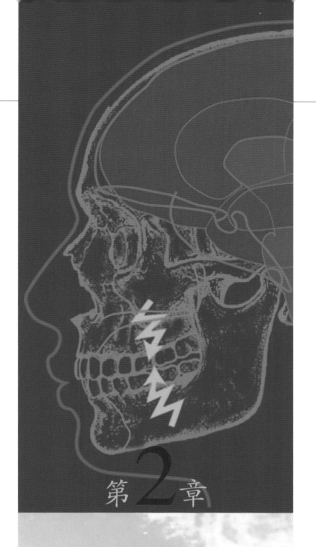

第2章

磨牙症的生理意义

1 绪言−咀嚼器官的进化背景与睡眠磨牙症

咀嚼器官由原始动物的内脏器官鳃肠（鳃弓骨、鳃弓肌）演变而来，咀嚼功能方面的下颌运动源自律动的鳃呼吸（图2−1）[1]。动物登陆后，依然长期将鳃器官（咀嚼器官）作为本能、情绪活动的主要表达器官，尤其是作为捕食工具以及表达情绪性攻击行为的武器沿用至今[2-3]。即使在人类进化的历程中，咀嚼器官与大脑旧皮质（边缘系统）仍然保持密切关系。

咀嚼器官作为情绪表达器官对人类具有重要意义。并且，为表现情绪性应激反应，通过行使类似于上下颌牙的紧咬或者互相摩擦（磨牙症）的生理功能，达到应激释放的目的[4-6]。总之，由于高度进化的人类可以用理性来抑制攻击性，因此，动物原有的用咀嚼器官表达攻击性的行为演化为睡眠磨牙症（图2−2）。

可以认为磨牙症的原型是鳃肠时期内脏平滑肌的蠕动运动。用鳃呼吸的颌弓肌硬骨鱼类为了适应吸水出现颌的开闭运动，但是随着脊椎动物登陆，鳃呼吸停止，外貌发生了巨大变化。颌弓肌逐渐向表达动物本能行为的方向演化，即开颌吸水功能演化为摄取猎物的功能，最终进化为咀嚼功能。另外，在漫长的进化过程中，咀嚼器官显然与动物的本能情绪行为密切相关，在动物进化过程中由内脏肌演变为发达的咀嚼肌，将咀嚼器官作为表达情绪行为的强大斗争工具，具有极为重要的生物学意义[7-8]。

直立人（Homo Erectus）之后，人类进化过程中保留的情绪行为，特别是攻击性，被急速发展进化的大脑新皮质（负责理性功能）所抑制，而鳃器官本来具有的用来表达攻击性的这种被称为磨牙症的自律性活动演变成了上下牙齿的磨牙运动。因此，情绪性应激是产生磨牙症的重要因素。对于处在复杂社会环境中的人类而言，通过磨牙症的应激释放来维护健康，这也是咀嚼器官的重要功能[9-10]。按照上述分析，需要解析咬合功能是如何影响机体表达应激性时的各种变化，尤其是通过咬合功能预防应激反应病理变化的可能性。

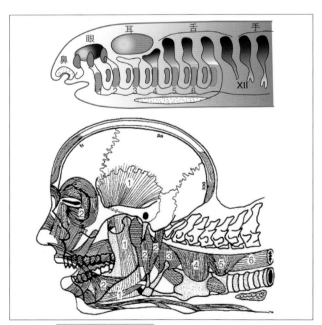

图2−1 **咀嚼器官的进化。**咀嚼器官由原始动物的内脏器官鳃肠（鳃弓骨、鳃弓肌）演变而来，动物登陆后进化为咀嚼器官。咀嚼功能方面口颌系统的运动源自律动的鳃呼吸（引自三木成夫. 生命形态学序说 冈崎：ubusuna书院，1995[1]，有改变）。

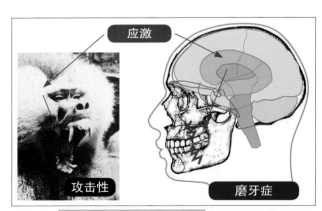

图2−2 **咀嚼器官的作用和磨牙症。**大多数动物的咀嚼器官主要用于本能及情绪表达，尤其是作为情绪性攻击的武器沿用至今。由于现代人通过新皮质（理性功能）抑制了攻击性，因此由攻击性武器演变为释放情绪性应激反应的磨牙症。

2 睡眠磨牙症

按照国际睡眠障碍分类将睡眠磨牙症定义为"睡眠时的磨牙运动、紧咬为特征的异常运动"。至今为止尚无任何科学研究能证明磨牙症属于疾病。但是，根据咀嚼肌的运动，发现一般人群中85%～90%都存在磨牙症[11-12]，因此将磨牙症视为异常或者疾病似乎有点牵强。如前所述，由于普遍认为磨牙症是无功能意义的运动，因此人们总倾向于将其视为不好的东西。时至今日，认为磨牙症不仅与睡眠异常无关，甚至还是口颌系统的正常功能运动，应该将其作为应激释放的重要功能对待的呼声日益增多[13-14]。

磨牙症发病未见性别差异。从年龄分布来看，出生1年以内乳牙萌出后就会开始出现磨牙症，青年群体发生频率较高，但是随着年龄增长发生频率逐渐下降。通常认为磨牙症还与情绪性应激反应密切相关。此外，虽然也有人认为睡眠磨牙症源自矜干扰等来自末梢神经的刺激信号输入而产生的表达，但是现在则认为是由中枢神经系统兴奋导致咀嚼肌产生的生理运动（图2-3）[15]。

咬牙切齿这种行为原本是动物攻击性的表现方式。动物对于不安压力的攻击性反应通常会通过咬牙的这种行为来进行表达。也可以认为这是在通过攻击性反应来释放应激压力。事实上，通过实验对动物施加应激，会引起颅内神经传导物质上升并导致胃溃疡、血液中皮质醇增高、免疫力下降等全身异常反应。而文献表明磨牙症能抑制或预防上述全身异常反应[16-21]。人类通过大脑新皮质（理性脑）抑制常见于其他动物的攻击性（图2-4），将情绪性应激蓄积在精神层面。

然而，应激的蓄积会对人类的生命维持造成非常严重的问题。因此，普遍认为在睡眠时人类为释放应激压力而产生了磨牙这种行为。众多研究表明，磨牙症不仅与应激相关，还与儿茶酚胺浓度，甚至与颅内神经传导物质等密切相关。这就是以咬合为中心的口腔医学对机体具有重要意义的原因。图2-5归纳了机体应激反应与磨牙症所起作用之间的关系。根据咀嚼器官的原有作用就是应激释放，而且这种作用甚至大于咀嚼的观点，牙科医疗的作用将得到大幅提升。通过构建与磨牙症的强大肌力相匹配的咬合理论，突出咬合的重要性，可以确立可供临床实践的治疗体系。

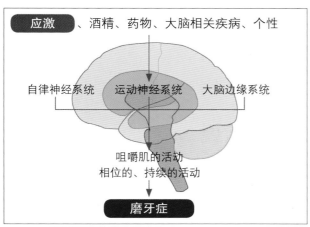

图2-3 **磨牙症的发生机制**。磨牙症是由运动神经系统和大脑边缘系统以及自律神经系统相互反应的结果。众所周知，磨牙症受应激、酒精、药物、大脑相关疾病、个性等因素的影响（引自Labezoo F, et al.2001[15]，有改变）。

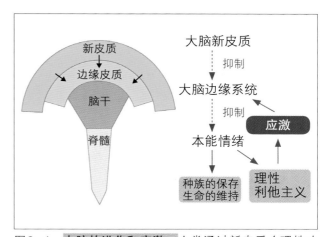

图2-4 **大脑的进化和应激**。人类通过新皮质（理性功能）抑制了动物原有的攻击性。虽然抑制攻击性会产生情绪性应激，但是人类将其作为延迟性应激反应，蓄积在精神层面。普遍认为该应激是产生磨牙症的原因。

15

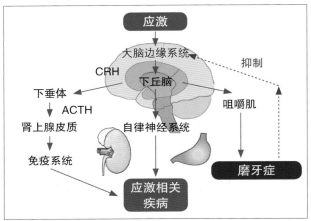

图2-5 **机体的应激反应和磨牙症具有的抑制作用。**对机体施加应激源,可以经由以下丘脑为中枢的垂体–肾上腺轴(HPA轴)以及自律神经系统等两种途径引起全身反应。Selye H报告按照上述应激传递途径,机体会出现非特异性症状,包括肾上腺肥大、胸腺淋巴系统萎缩和胃溃疡等。因此,可以认为磨牙症(攻击性)具有抑制应激反应、保护机体的作用。

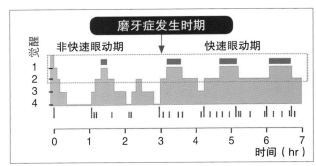

图2-6 **睡眠阶段和磨牙症。**睡眠由非快速眼动期(从第1阶段到第4阶段睡眠深度逐渐加深)和快速眼动期组成。磨牙症发生在浅度睡眠阶段的非快速眼动期的第1阶段、第2阶段以及快速眼动期。

3 睡眠磨牙症的发生机制

最初Reding GR(1964)等发表了磨牙症与睡眠阶段相关的文献而使睡眠磨牙症受到了关注,其报道称虽然在所有睡眠阶段都能观察到磨牙症但发生在快速眼动期的更多[22-23]。然而,后续研究结果表明,磨牙症未必仅与快速眼动睡眠有关,而是发生在浅眠阶段(第2阶段、快速眼动期)(图2-6)[24-26]。

睡眠磨牙症的发生机制仍有众多不明之处。磨牙症发生前经常能观察到施加感觉刺激时出现的K-complex脑电波(K复合波),提示睡眠磨牙症与睡眠变浅有关。动物实验结果表明很明显与清醒时相比,睡眠时,特别是快速眼动期内,颌面部的肌肉活动受到抑制,但伴随着快速眼球运动,颌面肌肉接受了某种兴奋信号的刺激,可能处于一过性的强烈兴奋状态。原始睡眠(快速眼动睡眠)基本上是身体休息的睡眠状态,然而在该状态下闭口肌群出现异常兴奋现象,这从咀嚼肌的进化背景来看非常有趣。

据Lavigne GJ[27]推测,磨牙症可能是紧随自律神经的变化而发生的继发性咀嚼肌运动。磨牙症发生的数分钟前,可观察到交感神经系统活化,心率及呼吸频率增加,数秒前可见皮质脑电图的变化和开口肌群的运动(图2-7)。上述现象是由于在应激状态下睡眠中的交感神经兴奋度频繁升高所致,这显示了磨牙症与应激压力之间的关联性。事实上,为了观察应激对咀嚼肌运动的影响,对下丘脑进行电刺激的结果发现三叉神经出现兴奋性异常,因此下丘脑与磨牙症发生的关系也引起了人们的关注。

4 基于磨牙症的应激管理概念

Kail K和Slavicek R(2001)[28]首次提出磨牙症具有应激释放作用。他们对出现紧咬和磨牙症征兆的咀嚼器官障碍患者进行弗赖伯格人格量表评价(Freiberger Personality Inventory),发现这些患者对应激的攻击性反应下降。据此,可以认为将咀嚼器官用于应激释放个体是攻击性表现减少

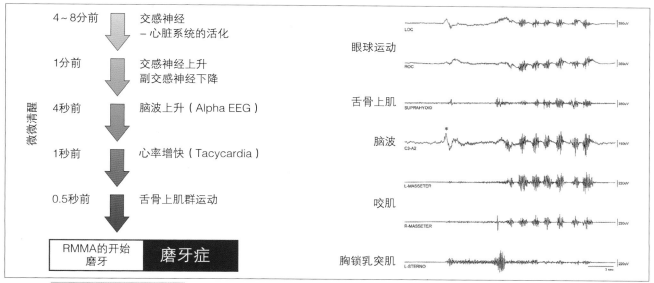

图2-7 **磨牙症发生的生理过程。**其生理过程是在睡眠磨牙症发生前4~8分钟由交感神经的活化开始，经过副交感神经的抑制、脑波（的振幅）上升、心率增快等一系列反应后，开口肌群发生运动，随后闭口肌群开始运动（引自Lavigne GJ. 2007[27]）。

的原因之一。也就是说，这些慢性紧咬、磨牙症的患者无法在有意识的状态下缓解心理应激，将咀嚼器官作为心理应激的调节阀，在身体器官层面寻求延迟性情绪应激释放。正如动物的进化历程所示，咀嚼器官是释放心理情绪的原始平台。被人类视为咀嚼器官副功能的磨牙症并非即时反应，而是在前意识下发生的延迟反应。

将磨牙症视为动物本来就具有的攻击性表现是极具魅力的构想。因为长期以来，口腔医学领域都将磨牙症视为疾病，但是若磨牙症具有动物与生俱来的攻击性（情绪）表达的意义，则会从根本上扭转至今为止口腔疾病的概念，甚至应该将磨牙症视为人类赖以生存、极为重要的口腔功能。由于该概念的演变，也使口腔医疗的意义发生了重大变化。即咬合治疗的目的是着眼于身心双重健康的应激管理，具有事关综合医疗基础的重要意义。迄今侧重于在机械学方向上发展的殆学主体，必然要向更侧重于生物学的殆学方向转变。

5 机体的应激性变化和通过咀嚼器官表达攻击性（磨牙症）的效应

为了研究机体的应激反应，此前曾研究下丘脑-垂体-肾上腺轴（HPA轴）、自主神经系统、免疫系统等产生的变化。至于咬合功能对上述应激变化产生的影响，已在1980年前后有发表过以咀嚼器官的攻击性表达为主题的相关研究结果[29-35]。该报告显示，咀嚼器官的运动（Biting）明显抑制了应激性情况下上升的胃溃疡发病率、去甲肾上腺素、血中ACTH水平以及脑内去甲肾上腺素水平等指标。这预示咬合功能不仅影响脑功能和全身代谢，当机体处于应激状态，咬合功能还有抑制副作用、保持内稳态（Homeostasis）的作用。然而，咬合功能对应激反应具有抑制效应的脑内机制仍然是未解之谜。

使用大鼠应激模型实验体系，通过Fos表达观察应激时大脑各个部位神经细胞的活性，并研究咬合（Biting）对该变化的影响。研究结果显示以大脑边缘系统为中心，室旁核、蓝斑核、扁桃核

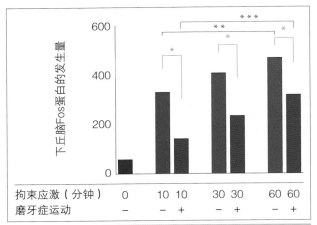

图2-8 **应激和磨牙症对下丘脑（PVN）Fos蛋白表达的影响。** 被拘束而产生应激的大鼠下丘脑Fos蛋白表达明显高于对照组，但是模拟磨牙症（Biting）显著抑制了该效应。

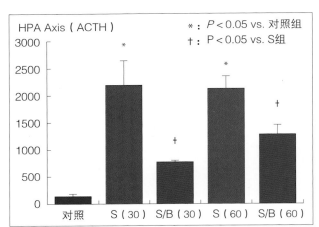

图2-10 **应激引起的血中ACTH的变化和磨牙症产生的抑制作用。** 被拘束而产生应激的大鼠血中ACTH水平明显高于对照组，但是模拟磨牙症显著抑制了该效应。

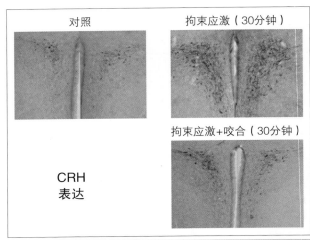

图2-9 **应激和磨牙症对下丘脑（PVN）CRH表达的影响。** 被拘束而产生应激的大鼠下丘脑CRH表达明显高于对照组，但是模拟磨牙症显著抑制了该效应（引自Hori N, et al. 2004[39]）。

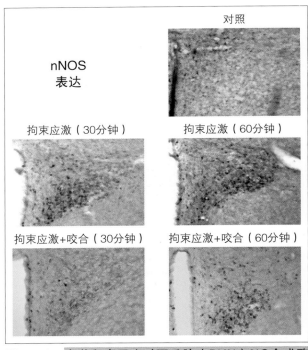

图2-11 **应激和磨牙症对下丘脑（PVN）NO合成酶（nNOS）表达的影响。** 被拘束而产生应激的大鼠下丘脑nNOS表达明显高于对照组，但是模拟磨牙症显著抑制了该效应（引自Hori N, et al. 2005[41]）。

等在应激时Fos蛋白表达被激活，但模拟磨牙症对其具有明显的抑制作用（图2-8）[36]。

该研究结果表明，由应激产生的脑功能的变化和咀嚼器官的咬合功能密切相关。此外，近年来有实验表明，应激导致下丘脑分泌的CRH（促肾上腺皮质激素释放激素）与抑郁症的发病密切相关[37-38]，但咬合功能可以抑制由应激造成的CRH升高[39]。CRH是通过垂体门脉刺激垂体前叶合成分泌促肾上腺皮质激素（ACTH），引起一

系列应激反应的重要激素。对CRH的表达和血中ACTH水平，磨牙症也能有效抑制其应激性的上升（图2-9，图2-10）[39]。此外，模拟磨牙症不仅对由应激性造成的脑内自由基生成[40]和nNOS表达[41]

表2-1　磨牙症对于应激参数的效果

	压力	磨牙症
脑		
Fof	↑	↓
CRF	↑	↓
nNOS	↑	↓
血液		
促肾上腺皮质激素	↑	↓
IL1-B	↑	↓
皮质酮	↑	↓
血糖	↑	↓
白细胞		
中性粒细胞	↑	↓
淋巴细胞	↓	↑
胸腺		
脾脏	↓	↑
胃溃疡	↑	↓

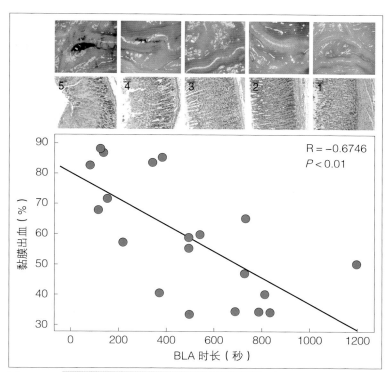

图2-12　**磨牙症能抑制应激性胃溃疡的形成。**对实验动物施加应激会形成严重的胃溃疡。但是，自发性磨牙的动物，按照不同的磨牙时间，能抑制胃溃疡的形成。

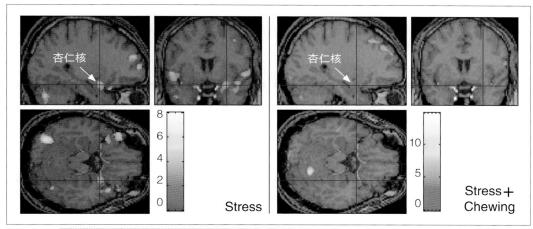

图2-13　**人脑的应激变化和咀嚼器官的运动对大脑产生的影响。**采用Functional MRI检索处于应激状态的大脑变化，发现杏仁核（Amygdala）明显活化。若在应激负荷的同时进行咀嚼和紧咬，能抑制杏仁核的活化（引自Sato S, et al. 2008[14]）。

的升高有抑制效果（图2-11）。甚至对应激性胃溃疡也有抑制作用[42-44]（图2-12）。表2-1总结了各动物实验中引起机体应激性变化和磨牙症效应的观察结果。

使用Functional MRI探索人类应激和脑功能以及咬合这三者间的关系，结果显示咀嚼能抑制由应激引起的杏仁核的活化（图2-13）[14]。上述事实显示，咀嚼运动很可能对由应激性引起的一系

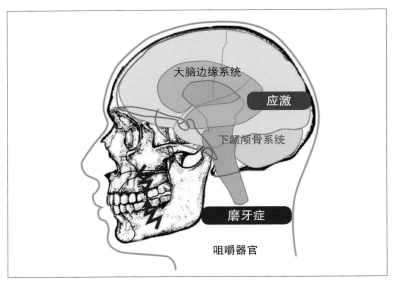

大脑边缘系统

应激

下颌颅骨系统

磨牙症

咀嚼器官

图2-14　**咀嚼器官和脑高级功能的关系。**咀嚼器官是应激反应器官，与精神情感功能密切关联，可以认为是机体最重要的器官。殆学领域需要开展与脑高级功能以及全身功能有关的综合研究。

列机体级联反应（Cascade）的源头具有抑制作用（图2-5）。

6　磨牙症与殆学

假如磨牙症产生的应激释放是咀嚼器官的重要功能，则咬合治疗的意义就显得不可估量。总之，咀嚼器官的应激释放对预防被称为应激病的众多系统性疾病至关重要。因此，可以认为恢复并维护健康的咬合功能是构成健康医学主干的重要领域（图2-14）。

参考文献

[1] 三木成夫. 生命形態学序説—根原形象とメタモルフォーゼ. 東京: うぶすな書院, 1995.

[2] Every RG. The teeth as weapons. Their influence on behaviour. Lancet, 1965 Mar 27; 1(7387): 685–688.

[3] Every RG. The significance of extreme mandibular movements. Lancet, 1960 Jul2; 2(7140): 37–39.

[4] Slavicek R, Sato S. Bruxism–a function of the masticatory organ to cope with stress. Wien Med Wochenschr 2004; 154: 584–589.

[5] Sato S, Slavicek R. Bruxism as a stress management function of the masticatory organ. Bull Kanagawa Dent Coll 2001; 29: 101–110.

[6] Sato S, Yuyama N, Tamaki K, et al. The masticatory organ, brain function, stress–release, and a proposal to add a new category to the taxonomy of the healing arts: occlusion medicine. Bull Kanagawa Dent Coll 2002; 30: 117–126.

[7] Slavicek R, Sato S. The dynamic functional anatomy of craniofacial complex and its relation to the articulation of the dentitions. Austria; Das Kauorgan Funktione und Dysfunktionen. Gamma Dental Edition, 2001: 482–514.

[8] Slavicek R, Sato S. Bruxism–a function of the masticatory organ to cope with stress. Wien Med Wochenschr 2004; 154: 584–589.

[9] Pierce CJ, Chrisman K, Bennett ME, et al. Stress, anticipatory stress, and psychologic measures related to sleep bruxism. J Orofac Pain 1995; 9: 51–56.

[10] Kleinberg I. Bruxism: Aetiology, clinical signs and symptoms. Aust Prosthodont J 1994; 8: 9–17.

[11] Reding GR, Rubright WC, Zimmerman SO. Incidence of bruxism. J Dent Res 1966; 45: 1198–1204.

[12] Attanasio R. An overview of bruxism and its management. Dent Clin North Am 1997; 41: 229–241.

[13] Lavigne GJ, Rompre PH, Poirier G, Huard H, Kato T, Montplaisir JY. Rhythmic Masticatory Muscle Activity during Sleep in Humans, J Dent Res 2001; 80: 443–448.

[14] Sato S, Sasaguri K, Ootsuka T, Saruta J, Miyake S, Okamura M, Sato C, Hori N, Kimoto K, Tsukinoki K, Watanabe K, Onozuka M. Bruxism and stress relief. In: Onozuka M, Yen CT. In Novel Trends in Brain Science. Brain Imaging, Learning and Memory, Stress and Fear, and Pain. Tokyo: Springer, 2008.

[15] Labezoo F, Naeije M. Bruxism is mainly regulated centrally, not peripherally. J Oral Rehabil 2001; 28: 1085–1091.

[16] Tanaka T, Yoshida M, Yokoo H, Tomita M, Tanaka M. Expression of aggression attenuates both stress–induced gastric ulcer formation and increases in noradrenaline release in the rat amygdala assessed by intracerebral microdialysis. Pharmacol Biochem Behav 1998; 59: 27–31.

[17] Weinberg J, Erskine M, Lavine S. Shock−induced fighting attenuates the effects of prior shock experience in rats. Physiol Behav 1980; 25: 9−16.

[18] Vincent GP, Pare WP, Prenatt JE, Glavin GB. Aggression, body temperature, and stress ulcer. Physiol Behav 1984; 32; 265−268.

[19] Weiss JM, Polirecky LA, Salman S, Gruenthal M. Attenuation of gastric lesions by psychological aspects of aggression in rats. J Comp Physiol Psychol 1976; 90: 252−259.

[20] Guile MN, McCutchcon NB. Prepared responses and gastric lesions in rats. J Comp Physiol Psychol 1980; 8: 480−482.

[21] Tanaka T, Yoshida M, Yokoo H, Tomita M, Tanaka M. Expression of aggression attenuates both stress−induced gastric ulcer formation and increases in noradrenaline release in the rat amygdala assessed by intracerebral microdialysis. Pharmacol Biochem Behav 1998; 59: 27−31.

[22] Reding GR, Rubright WC, Rechtschaffen A, Daniels RS. Sleep patterns of tooth grinding: Its relationship to dreaming. Science 1964; 145: 725−726.

[23] Reding GR, Zepelin H, Robinson JE Jr, Zimmerman SO, Smith VH . Nocturnal teeth grinding: all night psychophysiologic studies. J Dent Res 1968; 47: 786−797.

[24] Lavigne GJ. Manzini C. Sleep bruxism and concomitant motor activity. In: Kryger MH, Roth T, Dement WC(eds). Principles and practice of sleep medicine. Philadelphia: WB Saunders, 2000, 773−785.

[25] Kato T, Thie NM, Montplaisir JY, Lavigne GJ. Bruxism and orofacial movements during sleep. Dent Clin North Am 2001; 45: 657−684.

[26] Bader G, Lavigne G. Sleep bruxism; an overview of an oromandibular sleep movement disorder. Sleep Med Rev 2000; 4: 27−43.

[27] Lavigne GJ, Huynh N, Kato T, Okura K, Adachi K, Yao D, Sessle B. Genesis of sleep bruxism: Motor and autonomic−cardiac interactions. Arch Oral Biol 2007; 52: 381−384.

[28] Slavicek R. Das Kauorgan Funktione und Dysfunktionen. Austria: Gamma Dental Edition, 2001.

[29] Weinberg J, Erskine M, Levine S. Shock−induced fighting attenuates the effects of prior shock experience in rats. Physiol Behav 1980; 25: 9−16.

[30] Tanaka T, Yoshida M, Yokoo H, Tomita M, Tanaka M. Expression of aggression attenuates both stress−induced gastric ulcer formation and increases in noradrenaline release in the rat amygdale assessed by intracerebral microdialysis. Pharmacol Biochem Behav 1998; 59: 27−31.

[31] Tsuda A, Tanaka M, Ida Y, Shirao I, Gondoh, Y, Oguchi M, Yoshida M. Expression of aggression attenuates stress−induced increases in rat brain noradrenaline turnover. Brain Res 1988; 22; 474: 174−180.

[32] Gomez FM, Giralt MT, Sainz B, Arrue A, Prieto M, Garcia−Vallejo P.A possible attenuation of stress−induced increases in striatal dopamine metabolism by the expression of non−functional masticatory activity in the rat. Eur J Oral Sci 1999; 107: 461−467.

[33] Guile MN, McCutcheon NB. Prepared responses and gastric lesions in rats. J Comp Physiol Psychol 1980; 8: 480−482.

[34] Vincent GP, Pare WP, Prenatt JE. Glavin GB. Aggression, body temperature, and stress ulcer. Physiol Behav 1984; 32: 265−268.

[35] Weiss JM, Poliorccky LA, Salman S, Gruenthal M. Attenuation of gastric lesions by psychological aspects of aggression in rats. J Comp Physiol Psychol. 1976; 90: 252−259.

[36] Kaneko M, Hori N, Yuyama N, Sasaguri K, Slavicek R, Sato S. Biting supresses Fos expression in various regions of the rat brain—futher evidence that the masticatory organ functions to manage stress. Stmatologie 2004; 101: 151−156.

[37] Rich−Edwards JW, Mohllajee AP, Kleinman K, Hacker MR, Majzoub J, Wright RJ, Gillman MW. Elevated midpregnancy corticotropin−releasing hormone is associated with prenatal, but not postpartum, maternal depression. J Clin Endocrinol Metab 2008; 93: 1946−1951.

[38] Binder EB, K ü nzel HE, Nickel T, Kern N, Pfennig A, Majer M, Uhr M, Ising M, Holsboer F. HPA−axis regulation at in−patient admission is associated with antidepressant therapy outcome in male but not in female depressed patients. Psychoneuroendocrinology 2008(in Press).

[39] Hori N, Yuyama N, Tamura K. Biting suppresses stress−induced expression of corticotropn−releasing factor(CRF)in the rat hypothalamus. J Dent Res 2004; 83: 124−128.

[40] Miyake S, Sasaguri K, Hori N, Shoji H, Yoshino F, Miyazaki H, Anzai K, Ikota N, Ozawa T, Toyoda M, Sato S, Lee MC. Biting reduces acute stress−induced oxidative stress in the rat hypothalamus. Redox Rep. 2005; 10: 19−24.

[41] Hori N, Lee MC, Sasaguri K, et al. Supression of stress−induced nNOS expression in the rat hypothalamus by biting. J Dent Res 2005; 84: 624−628

[42] Takashina H, Itoh Y, Iwamiya M, Sasaguri K. Sato S. Stress−induced bruxism modulates stress—induced systemic tissue damages in rats. Kanagawa Shigaku 2005; 40: 1−11.

[43] Ishii H, Tsukinoki K, Sasaguri K Role of the masticatory organ in maintaining allostasis. Kanagawa Shigaku 2006; 41: 125−134.

[44] Sato C, Sato S, Takashina H, Ishii H, Onozuka M, Sasaguri K. Stress−Elicited Bruxism Activity Attenuates Gastric Ulcer Formation in Stressed Rats. Clin Oral Invest(In press).

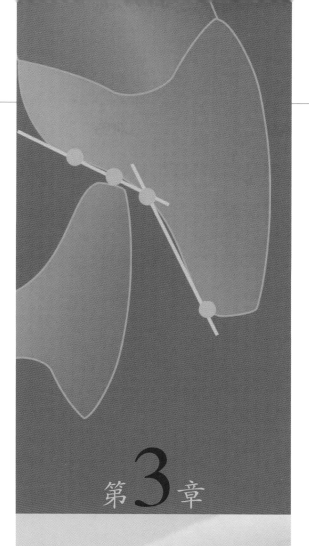

第3章

磨牙症与殆学

1 绪言

咬合的基本概念是有机咬合（Organic Occlusion）。一方面，该概念是指在强大的咬合力（肌力）作用下，前牙、尖牙保护后牙免受过度的磨牙运动产生的侧方力影响；另一方面，后牙保护前牙免于承受紧咬等强大的垂直负荷，由此构成互相保护（Mutually Protection）（图3-1）。该基本概念适用于任何咬合理论。实际上，可以认为该基本概念的适用场景并非日常的咀嚼功能，而是适用于咬合力强大的口腔副功能（尤其是行使磨牙运动的功能）。虽然迄今为止，对咬合或下颌运动的研究大多集中在与咀嚼机制或咀嚼相关的咬合范畴，但是众所周知由咀嚼引起上下牙接触的时间极短，一天仅有约15分钟（McHorris WH. 1989）[1]，而在现代人的咀嚼运动中上下颌牙几乎没有接触（Lundeen HC，Gibbs CH. 2005）[2]。另外，由于磨牙症具有应激释放的作用，因此从磨牙症生理功能的视角来进行咬合重建极为重要。

在咀嚼器官的功能里，睡眠磨牙症产生的咬合力最大，对于现代口腔医疗中成为问题的牙齿磨耗和楔状缺损、牙周组织破坏、颞下颌关节内部紊乱、咀嚼肌过度紧张等，若忽略睡眠磨牙症的因素，则无法解析病因。因此，咬合诊查的目的是诊查磨牙症行使强劲的功能运动时的接触状态，并基于睡眠磨牙症的理论体系构建咬合理论。基于上述观点，在临床上有必要采用髁突运动描记仪、X线头影测量片以及磨牙检查垫等，对磨牙症进行有针对性的咬合诊查。

2 理解磨牙症需具备的咬合基础知识

2-1 被动正中和主动正中

作为上下颌牙尖窝交错时（紧咬）的位置，或者磨牙运动起点，牙尖交错位上形成的上下牙的𬌗接触点是正中止（Centric Stop）。正中止分为动态运动的下颌主动正中，和承受该运动的上颌的静态被动正中。上下颌的两个正中保持一致才能获得稳定的颌位。（图3-2）。

2-2 侧方运动

一次的磨牙运动是非对称的下颌侧方运动。此时，工作侧的运动由被动正中到功能审美线之间引导区域的咬合接触负责引导（图3-3）。

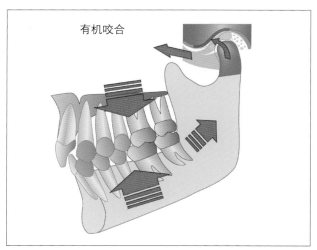

有机咬合

图3-1 **有机咬合的概念。** 受强负荷时，由后牙保护前牙；非正中运动时，由前牙使后牙脱离接触，使其免受侧方力的影响。该理念不仅通用于任何咬合理论，也同样适用于磨牙症的紧咬和磨牙运动。

图3-2　**被动正中和主动正中**。上颌的正中止位于与颅骨相连的上颌牙列上，相较于下颌的运动状态，可以认为上颌的正中止处于更为静止的被固定的状态。而且，上颌正中止是承受下颌功能尖咬合的被动性接触点，因此将其称为被动正中。相对于上颌静态的被动正中，下颌的正中止是动态的正中。因此，下颌的正中止称为主动正中。除了上颌的被动正中（弓）线、下颌的主动正中（弓）线以外，在牙列上还能观察到其他各种功能（弓）线。

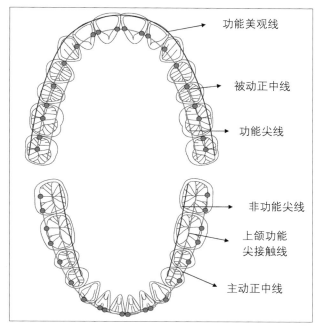

功能美观线

被动正中线

功能尖线

非功能尖线

上颌功能尖接触线

主动正中线

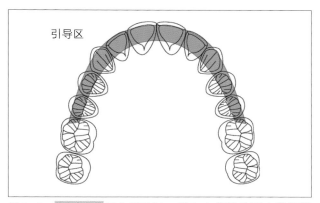

引导区

图3-3　**引导区**。侧方运动时，嵌入上颌被动正中的下颌主动正中向被动正中线外侧移动。因此，该区域称为引导区。上颌第一磨牙的近中边缘嵴是最远中引导，自此远中方向不存在引导轨迹。

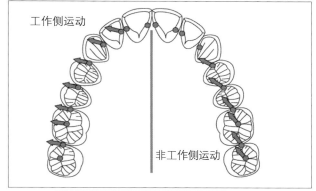

工作侧运动

非工作侧运动

图3-4　**下颌磨牙运动和咬合引导轨迹**。侧方运动时，嵌入上颌被动正中的下颌主动正中在工作侧沿着磨牙和前磨牙的近中边缘嵴、磨牙三角嵴之间以及切牙和尖牙舌侧滑动。同时，在非工作侧向舌尖滑动。

2-3　非工作侧的接触平衡

　　侧方磨牙运动时，非工作侧从被动正中向舌侧滑动（图3-4）。由于这个部分的接触将造成耠干扰，故应尽量避免。在磨牙症的临床诊断时，诊查上述侧方运动的引导和非工作侧的接触平衡非常重要。

2-4　贝内特运动

　　类似磨牙症或咀嚼运动的非对称性下颌侧方运动，下颌骨体的侧移称为贝内特运动，此时工作侧髁突向外侧转动。由于贝内特运动是非对称性下颌侧方运动，因此咀嚼肌的运动矢量朝向侧方（图3-5）。正常的颞下颌关节，贝内特运动量微乎其微，仅0.5～0.8mm。但是，若颞下颌关节松弛，则关节下腔滑动增大，不仅贝内特运动增大，且磨牙运动时后牙发生干扰的概率也相应变大。

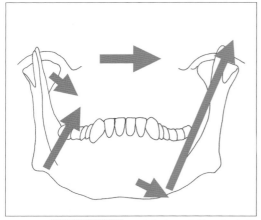

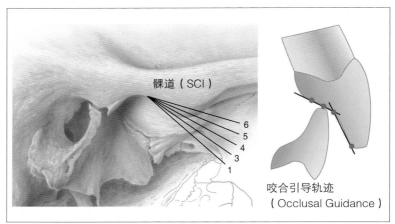

图3-5 **贝内特运动。**咀嚼或磨牙症等下颌在做非对称性下颌侧方运动时，由于整个肌肉系统的侧方运动，下颌骨体也会产生轻微侧移。此时，工作侧的髁突向外侧转动。该运动称为贝内特运动。若贝内特运动增大，则磨牙运动时后牙发生接触的风险也相应增大。

图3-6 **髁道斜度与咬合引导轨迹的关系。**成长期牙的萌出和与之呼应的下颌运动变化形成了关节结节的形状。由于最后萌出的尖牙引导轨迹几乎形成了功能性运动模式，所以髁道斜度和尖牙引导斜度呈平行关系。尖牙以外的牙齿也与尖牙的引导斜度建立了相适应的关系。虽然磨牙症是由强劲的闭口肌运动引发的磨牙运动，但是正是由于上述平行关系，才能流畅地进行磨牙运动。若尖牙引导轨迹斜度过大，则需要下颌旋转运动配合，导致肌肉过度运动。

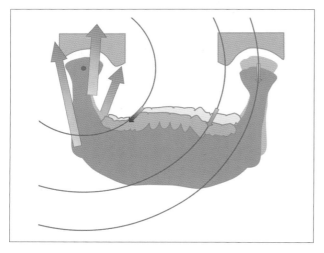

图3-7 **磨牙症是由强烈的闭口肌运动引发的磨牙运动。**磨牙运动时，下颌以工作侧髁突为旋转中心，非工作侧的髁突向前下方滑动。掌握这种运动是决定咬合治疗成败的最重要因素之一。为了在临床上诊查磨牙症的髁突运动，可采用髁突运动描记仪解析磨牙症的髁突运动模式。

2-5 髁道斜度

颞骨关节结节后斜面（关节结节）的角度称为髁道斜度。由于髁道斜度与咬合引导轨迹密切相关，因此髁道斜度是𬌗重建中最重要的因素（图3-6）。借助髁突运动描记仪测量髁道斜度。

2-6 磨牙症与𬌗干扰

磨牙运动时，非工作侧的髁突呈现几乎无旋转的滑动（图3-7），另外非工作侧的牙尖应该脱离接触。但是，若Wilson曲线及Spee曲线较显著，或者在𬌗平面斜度较大等情况下，非工作侧会出现𬌗干扰。在这种𬌗干扰中，存在干扰的牙将受强大的侧方力影响，引发牙松动以及髁突向外脱位、咀嚼肌过度运动，导致牙周病以及颞下颌关节内部紊乱和肌功能障碍等疾病。

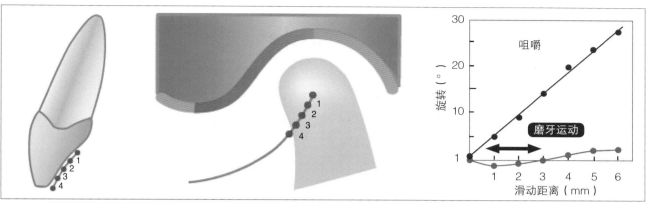

图3-8　**关节结节斜度和尖牙引导轨迹斜度的关系。**髁道斜度（关节结节）与尖牙舌侧引导轨迹斜度几乎一致，呈平行关系。因此，能流畅的行使无旋转运动的磨牙运动（滑动）。

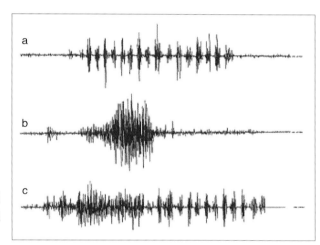

图3-9　**磨牙症的分类。**按照肌电图，磨牙运动分为磨牙型（a）、紧咬型（b）和叩击型。睡眠磨牙症则是上述运动的混合型（c）（引自 Lavigne GJ. 1996[3]）。

2-7　磨牙症和下颌旋转

磨牙运动应该是顺畅的滑行运动（图3-8）。但是，一旦咬合引导和后方引导（颞下颌关节）之间的协调关系被破坏，磨牙运动将引发下颌旋转。在磨牙症中，开口方向的下颌旋转最有问题。因为磨牙症是强劲的闭口肌运动，与开口运动有拮抗作用，将妨碍顺畅地滑动。

2-8　磨牙症和咬合支持

磨牙运动是极为强烈的闭口肌运动。该肌力不仅作用于牙列，同时也作用于颞下颌关节。若缺乏足够的咬合支持，当然会压迫颞下颌关造成颞下颌关节障碍或髁突的退行性改变等问题。

2-9　颞下颌关节松弛

大多数颞下颌关节功能障碍都可见颞下颌关节松弛。颞下颌关节松弛，主要表现为关节下腔中的滑行的增加。这会导致磨牙运动时髁突侧移增加，磨牙区的接触（殆干扰）增多，由此造成很大的问题。

2-10　磨牙症的分类

磨牙症主要分为3种，实际上磨牙症是这3种的混合型（图3-9）。

· **磨牙型**（图3-9a）：典型的磨牙运动，非正中运动时上下颌牙互相摩擦。能观察到肌肉运动产生的节律性重复运动。

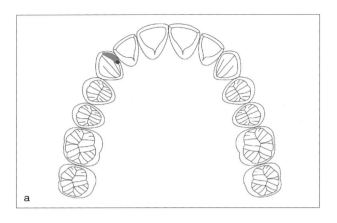

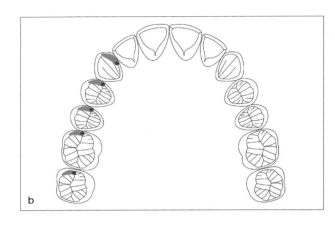

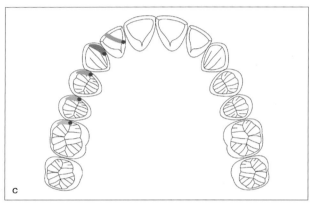

图3-10　**𬌗型和咬合引导轨迹**。传统的尖牙保护𬌗的概念是仅有尖牙引导，其他牙瞬时脱离接触（a）。组牙功能𬌗的概念是工作侧的尖牙、前磨牙、磨牙同时参与引导（b）。而尖牙主导的序列引导则基于对天然牙引导轨迹的研究结果，认为后方牙依次脱离接触，在引导的最终阶段由尖牙主导（c）。

・**紧咬型**（图3-9b）：咀嚼肌紧张引起的紧咬，是肌肉运动在一段时间内连续发生的强烈爆发。实际上，由于也发生了细微的磨牙运动，因此也可认为是微小的磨牙运动。

・**叩击型**：短时间重复性尖峰状节奏性肌肉运动，由微小的开闭口运动产生的牙接触。在3种模式中发生频率最低。

2-11　尖牙保护𬌗（图3-10a）

　　下颌在磨牙运动时，其咬合模式是上颌尖牙舌侧面引导，其他牙齿分离，但一般来说这里存在误解。这种误解是过于强调后牙脱离接触，致使尖牙引导轨迹斜度过大。若尖牙引导轨迹斜度过大，则难以在尖牙舌侧行使磨牙运动，也就无

法实现尖牙引导。若尖牙引导轨迹斜度过大，则会引发偏𬌗及下颌侧移的加剧，咀嚼肌的过度紧张和磨牙的𬌗干扰等问题，导致颅下颌系统功能障碍。尖牙舌侧引导轨迹斜度应参考髁道斜度，较其更为平缓为宜。日本人的尖牙引导轨迹斜度，相对于轴眶平面（AOP）最大为48°。

2-12　组牙功能𬌗（图3-10b）

　　个体的𬌗型是尖牙保护𬌗，还是组牙功能𬌗，取决于𬌗平面斜度和尖牙远中后牙区引导轨迹斜度之间的差值。若𬌗平面斜度越大，则磨牙运动时后牙越难以脱离接触。另外，也有文献称组牙功能𬌗的后牙区引导轨迹斜度并无差异[4]。

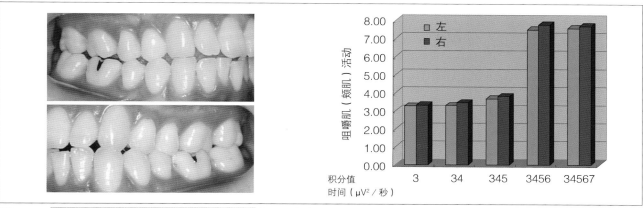

图3-11　**磨牙运动时的牙尖接触和咀嚼肌运动。**为了研究磨牙运动时后方牙接触对肌肉运动的影响，将拾型由尖牙更改为后牙依次接触，结果发现特别是在磨牙接触的情况下，肌肉运动上升，发生强烈的磨牙症。因此，可以认为尖牙主导的序列引导应该能防止过度的磨牙运动。

表3-1　楔状缺损的有无和咬合引导斜度的关系

	尖牙保护拾	组牙功能拾	楔状缺损（无）	楔状缺损（有）
3	41.8（7.4）	35.2（11.2）	41.1（8.4）	40.0（8.9）
4	29.4（6.4）	35.5（9.7）	28.5（5.4）	37.1（8.0）
5	23.4（7.1）	34.6（7.2）	23.5（5.8）	36.3（8.0）
6	15.1（8.5）	31.7（12.0）	15.7（5.7）	29.2（8.2）
7	12.9（6.3）	24.1（5.0）	10.8（7.5）	27.8（11.3）

引自Stainer M, et al. Dtsch Zahnärztl Z, 1999;54:325[4]
引自Leja W, et al. Dtsch Zahnärztl Z, 1999;45:412[8]

表3-2　拾型与发现楔状缺损的关系

	尖牙保护拾		组牙功能拾	
具有楔状缺损的个体数	8/60	13%	58/86	67%
具有楔状缺损的牙齿数	38/1636	2%	507/2341	22%

引自Marion LR, et al. J Dent Res 1997;76:309[9]

2-13　尖牙主导的序列引导咬合（图3-10c）

　　若测量天然牙列每颗牙的舌侧引导轨迹斜面，发现引导轨迹斜度的大小从前牙到后牙呈有序排列[5-6]。该引导轨迹斜度大小的排列顺序为磨牙运动的后牙脱离接触创造了有利条件。侧方磨牙运动时，由于尖牙的引导轨迹最长，且该引导

轨迹斜度又最大，最终形成了尖牙引导。因此，该拾型称为尖牙主导的序列引导咬合。

3　咬合治疗对睡眠磨牙症的意义

　　睡眠磨牙症是引发多种口腔疾病的重要因素。总之，目前已经认为牙磨耗、牙松动、牙本质过敏、楔状缺损、牙周组织损伤、颞下颌关节功能障碍、咀嚼肌群的过度紧张等多种口腔疾病都与由强劲的磨牙运动所产生的生物力学相关。

　　在临床上通常上述病例最终必须进行拾重建。届时，怎样才能应对应激磨牙症就显得极为重要。口腔治疗的最终目标是以应激释放这一咀嚼器官的重要功能为考量要点，达成完美的咬合，帮助维护全身健康。但是，睡眠磨牙症又是引起诸多口腔疾病的重要因素。尤其是磨牙区接触引起过度肌肉运动会加剧引发以楔状缺损为代表的牙体缺损的风险（图3-11）[7]。实际上有研究报告表明，发生楔状缺损的群体中，患者磨牙区的咬合引导斜度较大，具有组牙功能拾的拾型（表3-1）[4,8]，而且另有研究表明将尖牙保护拾群体与组牙功能拾群体相比，在组牙功能拾群体中发现楔状缺损的比例较高（表3-2）[9]。

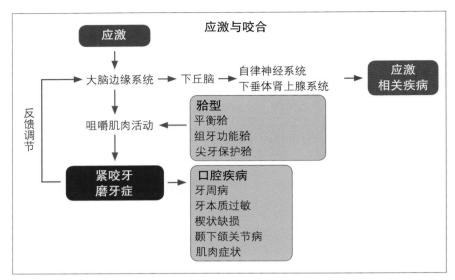

图3-12 **咬合医学的建议。**咀嚼器官的应激释放功能将殆学与应激医学紧密联系在一起。咬合治疗的意义是使咀嚼器官在行使原有的情绪性应激表达功能（磨牙症）时，不诱发咀嚼肌的过度运动。因此，按照每个患者的情况，设计和重建与之相符的殆型就显得极其重要。

4 适用于磨牙症的殆学

若磨牙症具有应激释放的作用，则在复杂的现代社会中能健康的生存下去的最重要的因素就是咬合，这就是咬合的意义。从这种观点出发，咬合治疗的目的就是构建能够顺畅地行使磨牙运动并且不对口腔系统的各种组织产生任何危害作用的咬合。

如图3-12所示，由咀嚼器官和应激相关医学领域构成咬合医学。研究应激对全身健康的影响，也就是建立应激医学这个领域是现代医学的重要课题，说应激相关疾病与医学所有领域都有关联也不为过。另一方面，应激诱发咀嚼肌运动，通过磨牙运动将应激压力释放掉，但此时肌肉运动强度取决于上下牙的接触方式。也就是说，虽然睡眠磨牙症基本上属于中枢神经兴奋诱发的现象，但咀嚼肌的运动强度取决于殆型。磨牙运动时后牙接触的不同殆型可以引发强劲的肌肉运动，从而对牙、牙周组织和颞下颌关节造成破坏性影响。因此，为了通过生理性磨牙运动释放生理性应激，过上健康的生活，就要认识到正确咬合的重要性。

5 在殆学中磨牙运动的重要性

如前所述，咬合的基本概念是基于相互保护（Mutually Protection）的观点。由于磨牙症对咀嚼器官施加了强劲的咬合力，若后牙区有接触会引发异常强烈的肌肉运动，进而导致后牙暴露于受到侧向力的风险之中，因此在侧方磨牙运动时必须通过前牙引导使后牙脱离接触，减少肌肉运动，以此保护后牙。另外，若强劲的紧咬引发的咬合力作用于前牙，将增加前牙的风险，为此必须通过后牙的垂直支持发挥保护前牙的作用。此外，该互相保护同时也有维护颞下颌关节的作用。基于上述观点，作为与机体相协调的殆型，应该在磨牙运动时让尖牙发挥主导作用，也就是说应采用尖牙引导的殆型。

尖牙保护殆究竟是什么样的咬合？通常对尖牙保护殆的认识包含很多误解。其中最大的误解应该是看到下颌向侧方非正中运动时，仅有尖牙接触而后牙脱离接触的状态就将其理解为尖牙保护。这样的误解也是导致产生一些错误咬合治疗的原因，比如有些人会将尖牙引导斜度加大到让后牙分离。因此，需要更严谨地确定尖牙舌侧引导轨迹斜度。

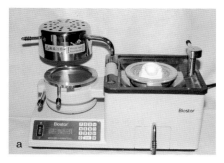
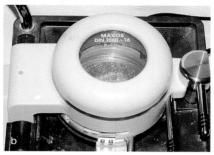
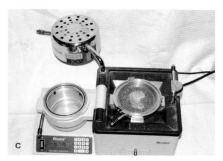
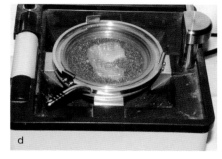
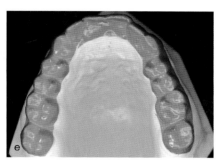

图3-13　**磨牙检查垫的制作。**将磨牙检查垫膜片固定在真空成型机上（a），以200℃加热15秒（b）后，在石膏模型上真空压制成型（c、d）。沿牙列的牙颈部剪切压制成型后的膜片，完成磨牙检查垫（e）。

图3-14　**磨牙症发生是的磨牙运动基本上是侧方后退运动，未发生前伸运动。**另外，这种磨牙运动的区域可能包括或不包括牙尖交错位的正中止，该差异可能取决于髁道斜度与尖牙舌侧引导轨迹斜度的关系。也就是说，若舌侧引导轨迹斜度大于髁道斜度，则难以从牙尖交错位开始滑动，而会到尖牙牙尖进行磨牙运动。

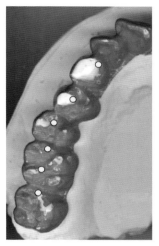
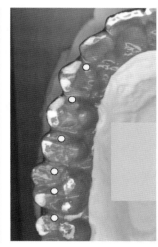
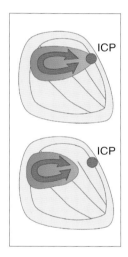

6　磨牙症、磨牙运动

　　磨牙症发生时的磨牙运动模式对于决定殆重建的殆型十分重要。正如以往众多研究结果所示，磨牙运动时的后牙干扰将引发过度的肌肉运动。因此，在殆重建的过程中，诊查睡眠磨牙症的牙齿接触状态极其重要。将厚度为0.1mm的膜片放置在上颌牙列模型上真空压制成磨牙检查垫，利用此垫可以观察睡眠磨牙症的磨牙运动模式（图3-13）[10-12]。

　　观察结果表明，磨牙症发生时的磨牙运动基本上是侧方后退运动，未发生前伸运动。另外，这种磨牙运动的区域可能包括或不包括牙尖交错位的正中止（图3-14），该差异可能取决于髁道斜度与尖牙舌侧引导轨迹斜度的关系。也就是说，若舌侧引导轨迹斜度大于髁道斜度，则难以从牙尖交错位滑动，而会跳到尖牙牙尖进行磨牙运动。而且，采用磨牙检查垫观察睡眠磨牙症的磨牙运动模式，能清晰地观察到在口腔内看不到的牙齿接触状态。因此，为了确定每个患者固有的殆型，用该法诊查睡眠磨牙症的磨牙运动模式十分重要。

7 磨牙症和尖牙主导的序列引导

观察颞下颌关节的发育过程，会发现随着年龄的增长，关节结节的后斜面（关节结节）斜度，即髁道斜度逐渐变大。最终髁道斜度的大小，取决于每个个体的尖牙萌出角度。也就是说在咬合已经发育完成的成人中，髁道斜度与尖牙舌侧引导轨迹斜度几乎一致，两者呈平行关系（表3-3，图3-15）[13]。髁道与尖牙舌侧引导轨迹斜度的关系在磨牙运动中具有重要意义（图3-8）。只有保持髁道斜度与尖牙舌侧引导轨迹斜度的平行关系，才能流畅的行使磨牙运动。由于磨牙运动是强劲的闭口肌运动，若尖牙舌侧引导轨迹斜度大于髁道斜度，则难以流畅的进行磨牙运动。磨牙运动由强劲的闭口肌运动保持工作侧髁突的转动，同时非工作侧髁突沿着关节结节向前、向下、向内滑动。若尖牙舌侧引导轨迹斜度大于髁道斜度，则上下颌尖牙的冠间角变窄，难以正确地引导咬合（图3-16）。若仅加大尖牙舌侧引导轨迹斜度，则随着磨牙运动，下颌后退压迫颞下颌关节，后果极其危险（图3-17）。因此，在咬合重建时应该慎重地决定每个患者的尖牙舌侧引导轨迹斜度，严禁让尖牙舌侧引导轨迹斜度大于髁道斜度。

也有研究报告称加大前牙舌侧引导轨迹斜度的时候，随着下颌后退，也会引发颞下颌关节内部紊乱[1]。由此表明，尖牙和前牙舌侧引导轨迹斜度应该完全协调。前牙舌侧引导轨迹斜度平均比髁道斜度大10°。其生理意义在于通过髁道斜度和尖牙舌侧引导轨迹斜度保持平行关系，并使前牙舌侧引导轨迹斜度比髁道斜度大10°的相互关系，由此实现与前牙和尖牙功能相协调的下颌磨牙运动。

与尖牙舌侧引导轨迹斜度相比，尖牙远中的前磨牙、磨牙的引导轨迹斜度依次减小，且引导轨迹长度逐渐变短，此举为越远中的牙越易于脱离接触创造了有利条件（图3-15）。因此，必须认识到磨牙运动时的后牙脱离接触并不是通过加大尖牙舌侧引导轨迹斜度而得到的，而是通过前磨牙、磨牙依次减小的引导轨迹斜度而实现的。

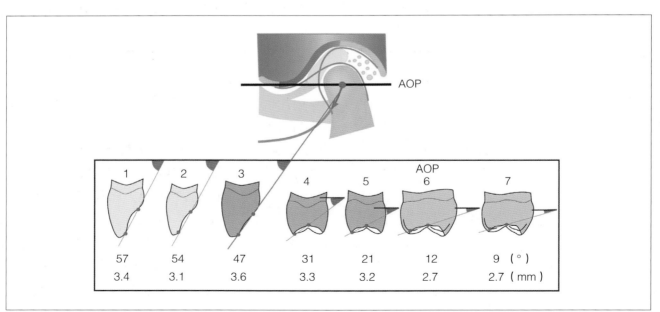

图3-15　**髁道和引导轨迹的关系。** 日本人的尖牙引导轨迹斜度以及髁道斜度的平均值分别为45°~47°，大致呈平行关系。虽然磨牙症是由强劲的闭口肌运动引起的磨牙运动，但是通过保持该平行关系，能实现流畅的磨牙运动。

表3-3　日本人的咬合引导斜度和长度

牙齿	咬合引导（°）	
	倾斜度（°）	长度（mm）
中切牙	57.2 ± 9.7	3.4 ± 0.8
侧切牙	53.6 ± 10.5	3.1 ± 0.9
尖牙	47.7 ± 8.1	3.6 ± 1.1
第一前磨牙	30.7 ± 9.7	3.3 ± 0.4
第二前磨牙	20.7 ± 8.7	3.2 ± 0.6
第一磨牙	12.0 ± 7.8	2.7 ± 0.6
第二磨牙	8.7 ± 6.8	2.7 ± 0.9

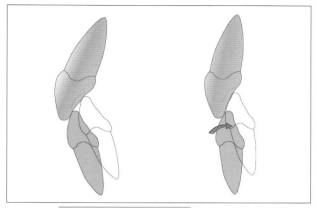

图3-16　**磨牙运动时的尖牙引导。** 磨牙运动时下颌的运动以工作侧髁突为中心呈现转动，非工作侧髁突呈现滑动。此类下颌运动要求相对平坦的斜面作为工作侧的尖牙引导轨迹。若尖牙引导轨迹斜度过大，由于冠间分离角变窄，在磨牙运动时将对下颌尖牙施加向舌侧倾斜的咬合力。

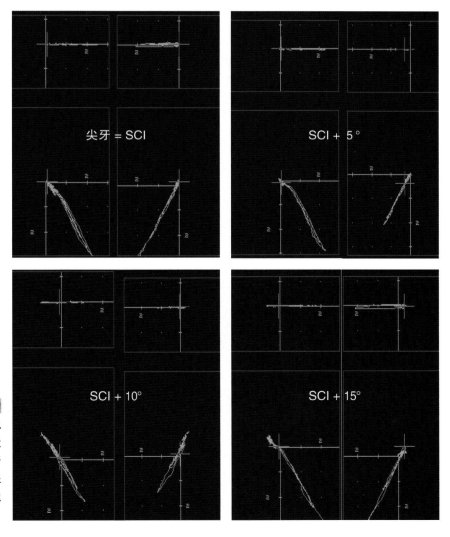

图3-17　**尖牙引导轨迹斜度和髁突的磨牙运动。** 若实验性的加大尖牙引导轨迹斜度，磨牙运动时髁突会向后上方运动，演变为被压迫到后方的模式。磨牙症发生时的这种运动对于颞下颌关节来说是一种危险的状态，也是造成其功能障碍的原因。

8 让牙齿和口腔免受磨牙症困扰的咬合准则

为了保护牙齿和口腔免受由磨牙症产生的强劲肌肉运动的困扰，𬌗重建的标准及要求是不可忽视的重要事项。咬合准则需要兼顾众多因素。在此，阐述其中最重要的2个要点。

9 颞下颌关节的滑动和咬合

作为滑膜关节，滑动是颞下颌关节的基本运动。观察新生儿的颞下颌关节，几乎看不到关节结节，除了髁突软骨表面、关节盘以及下颌窝软骨面外，关节腔的内面都被滑膜组织所覆盖。滑膜可以帮助关节内的物质代谢，同时产生滑液，使髁突流畅滑动。颞下颌关节作为滑膜关节的意义在于因为滑膜组织和滑液的存在，所以这个关节能在几乎没有摩擦阻力的状态下滑动及转动。因此，不会对肌肉系统产生负荷，能以最小能量消耗运动。此点具有重要意义，尤其是在类似于磨牙症这种由强劲的肌肉运动引发的磨牙运动时，能使咀嚼肌进行无负荷运动。

在整个生长过程中即使牙萌出，上述功能性原则也不会改变。虽然牙萌出是阻碍髁突流畅滑动的重要因素，但是机体能通过关节结节的形成维护上述功能性原则。总结来说就是，牙萌出时下颌运动模式发生变化，下颌运动模式的变化促进关节结节的生长，引发咬合引导斜度和髁道斜度保持平行关系的适应反应。即使之后萌出的牙有造成变化时，该适应反应仍将重复持续。换句话说，是牙齿的舌侧形态形成了关节结节的形态，这使得即使在磨牙症发生时下颌也可以做无负荷运动。

因此，为了保护牙齿和口腔免受磨牙症的困扰，第一条咬合准则是咬合设计不能违反上述功能性原则（图3-16）。具体而言，咬合引导中发挥主导作用的尖牙舌侧斜面斜度应与关节结节后斜面（结节）斜度保持一致，或者使其小于关节结节斜度，绝不能在尖牙舌侧斜面形成过大的斜度。

若尖牙引导轨迹斜度大于髁道斜度，磨牙运动将导致髁突被压迫到后方（图3-17）。

10 咬合引导的序列性

生长期不断变化的咬合系统在尖牙及第二磨牙萌出后完全形成，此时按照从前牙开始到磨牙的顺序，恒牙的咬合引导斜度依次逐渐减小。在磨牙症这样的磨牙运动时，该排序为从最远中后牙开始依次脱离接触，并在磨牙运动的最终阶段形成尖牙引导创造了有利条件。该𬌗型称为尖牙主导的序列引导（表3-3）。

为了保护牙齿和口腔免受磨牙症的困扰，第二条咬合准则是要模仿机体呈现的上述咬合引导轨迹斜度的排序。在临床上做𬌗重建时，先用髁突运动描记仪等测量关节结节斜度，决定上颌尖牙舌侧斜面斜度时，应使其与关节结节斜度保持一致。前牙引导斜度设为比该斜度约大10°。而尖牙远中各牙齿则应依次递减约10°，以此原则设计咬合（图3-15）。通过这种咬合设计，就可以让下颌在磨牙运动时不用旋转而顺畅地进行磨牙运动。

关于咬合引导的详细内容请参照以下参考文献[8-41]。

参考文献

[1] McHorris WH. Focus on anterior guidance. J Gnathology 1989; 8: 3-13.

[2] Lundeen HC, Gibbs CH. The function of teeth. The physiology of mandibular function related to occlusal form and esthetics. L and G publishers LLC, 2005.

[3] Lavigne GJ, Rompre PH, Montplaisir JY. Sleep Bruxism.Validity of Clinical Research Diagnostic Criteria in a Controlled Polysomnographic Study. J Dent Res 1996; 75: 546-552.

[4] Stainer M, Hilbe M, Leja S, Kulmer S. Inclination and sequence of guiding elements in group function occlusion. Dtsch Zahnärztl Z 1999; 54: 325-328.

[5] Celar GA, Kubota M, Akimoto S, Sato S, Slavicek R, Hennerbichle E. Inclines of occlusal guidance, wear facets, and hinge axis path considering sequential guidance with canine dominance. Bull Kanagawa Dent Coll 1997; 25: 3-9.

[6] Celar A, Sato S, Akimoto S, Yamaura S, MatsumotoA, Slavicek R. Sequential Guidance with Canine Dominance in Japanese and Caucasian Samples. Bull Kanagawa Dent Coll 1994; 122: 18-24.

[7] Tamaki K, Hori N, Fujiwara M, Yoshino T, Toyoda M, Sato S. A pilot study on masticatory muscles activities during grinding movements in occlusion with different guiding areas on working side. Bull Kanagawa Dent Coll 2001; 29: 26-27.

[8] Leja W, Hilbe M, Stainer M, Kulmer S. Non-caries cervical lesion to occlusal pattern and guiding component inclination. Dtsch Zahnärztl/ Z 1999; 45; 412-414.

[9] Marion LR, Bayne SC, Shugars DA, Bader JD, Guckes AD, Scurria MS, Heymann HO. Effects of Occlusion Type and Wear on Cervical Lesion Frequency. J Dent Res. 1997; 76: 309.

[10] Onodera K, Kawagoe T, Protacio-Quismundo C, Sasaguri K, Sato S. The use of a BruxChecker in theEvaluation of Different Occlusal Schemes Based on Individual Grinding Patterns. Cranio 2006; 24: 292-299.

[11] Park BK, Tokiwa O, Takezawa Y, Takahashi Y, Sasaguri K, Sato S. Relationship of Tooth Grinding Pattern during Sleep Bruxism and Temporomandibular Joint Status. Cranio 2008; 26: 8-15.

[12] Tokiwa O, Park BK, Takezawa Y, Takahashi Y, Sasaguri K, Sato S. Relationship of Tooth Grinding Pattern during Sleep Bruxism and Dental Status. Cranio 2008; 26: 1-7.

[13] Takei J, Akimoto S, Sato S. Occlusal guidance and occlusal planes at different ages follow the sequential occlusion concept. Bull Kanagawa Dent Coll 2008; 36: (In press).

[14] 佐藤貞雄. やさしい咬合生物学　シークエンシャル咬合の理論と実際 1. 咬合と歯科疾患. The Quintessence 2003; 22: 1069-1078.

[15] 佐藤貞雄. やさしい咬合生物学　シークエンシャル咬合の理論と実際 2. 正常咬合と不正咬合の診断. The Quintessence 2003; 22: 1281-1290.

[16] 佐藤貞雄: やさしい咬合生物学シークエンシャル咬合の理論と実際 3. ブラキシズムと咬合. The Quintessence 2003; 22: 1523-1531.

[17] 青木聡, 石川達也, 佐藤貞雄. やさしい咬合生物学　シークエンシャル咬合の理論と実際 4. 咬合の全身の健康との関連. The Quintessence 2003; 22: 1773-1779.

[18] 玉置勝司. やさしい咬合生物学　シークエンシャル咬合の理論と実際 5. 咬合と顎関節症の接点. The Quintessence 2003; 22: 2001-2008.

[19] 青木聡. やさしい咬合生物学 シークエンシャル咬合の理論と実際 6. 咬合の診査から診断までのプロセス, 診断のための診査項目の種類について. The Quintessence 2003; 22: 2233-2241.

[20] 青木聡. やさしい咬合生物学 シークエンシャル咬合の理論と実際 7. 咬合の診査から診断までのプロセス, 資料の分析と診断. The Quintessence 2003; 22: 2449-2455.

[21] 花島美和, 佐藤貞雄. やさしい咬合生物学 シークエンシャル咬合の理論と実際 8. 咬合設計－個々の歯の役割と機能的デザイン. The Quintessence 2003; 22: 2705-2715.

[22] 佐藤貞雄, 玉置勝司, 青木聡, 花島美和, 榊原功二, Rudolf Slavicekやさしい咬合生物学シークエンシャル咬合の理論と実際 9. 機能咬合の原理. The Quintessence 2004; 23: 183-202.

[23] 青木聡, 佐藤貞雄. やさしい咬合生物学 シークエンシャル咬合の理論と実際 10. 咬合が崩壊した患者に対する新しい咬合の付与について. The Quintessence 2004; 23: 439-448.

[24] 青木聡, 佐藤貞雄. やさしい咬合生物学シークエンシャル咬合の理論と実際 11. 咬合再構成におけるガイダンスの位置づけ. The Quintessence 2004; 23: 693-703.

[25] 佐藤貞雄, 高階博文, 青木聡, 榊原功二, 花島美和. やさしい咬合生物学シークエンシャル咬合の理論と実際 12. ブラキシズムに起因した咬合崩壊症例の歯冠修復による咬合再建治療. The Quintessence 2004; 23: 183-192.

[26] 榊原功二, 佐藤貞雄. シークエンシャルオクルージョンの臨床—下顎の後退を伴うⅡ級症例の咬合治療の実際—. Quintessence of Dental Technology(Tokyo)2004; 29: 12-28.

[27] 佐藤貞雄. 健康医学から見た咬合と全身との関係—ブラキシズムを中心とする咬合医学の提言—. 月刊保団連 2003; 787: 49-57.

[28] 佐藤貞雄. 顎顔面の垂直的高径と不正咬合—生体の適応と代償の原理—. 日歯科医師誌 2002; 55: 15-25.

[29] 佐藤貞雄, 笹栗健一. ブラキシズムの生理機能と咬合医学的視点. 日本歯科産業学会誌 2004; 18: 3-10.

[30] 花島美和, 榊原功二, 佐藤貞雄. 咬合形態と臼歯離開との関係に関する研究. 顎咬合誌 2002; 22: 310-317.

[31] 榊原功二, 佐藤貞雄. シークエンシャルオクルージョンにおける咬合採得の概念とその実際. Quintessence of Dental Technology(Tokyo)2000; 25: 50-57.

[32] 佐藤貞雄. 下顎位の概念と臨床的に求められる下顎位. 日顎咬合誌, 21: 376-383, 2001.

[33] 佐藤貞雄. 咀嚼器官の役割からみた咬合と全身との関係. 日全身咬合誌 2000; 6: 101-19.

[34] 佐藤貞雄. 顎関節と咬合その不可解な関係, 顎咬合誌, 20: 338-344, 2000.

[35] 榊原功二, 佐藤貞雄. 機能咬合構築のためのワックスアップ. 歯科技工 1997; 25: 602-614.

[36] 佐藤貞雄, 玉置勝司. 機能的咬合再構築からブラキシズムの意義. 日歯科評論臨時増刊号 1997; 201-219.

[37] 佐藤貞雄, 井坂文雄, 木村智, 渡邊亨, 村居聖子, 秋本進. 日本人の咬合様式に関する研究　第1報日本人正常咬合者の歯の形態と誘導路. 日顎咬合誌 1996; 17: 41-48.

[38] 佐藤貞雄. 咀嚼器官の役割と機能咬合の概念. 補綴臨床 1996; 29: 265-279.

[39] 佐藤貞雄, 玉置勝司. ナソロジーの新しい潮流—機能咬合の概念と臨床応用—歯科技工 1997; 25: 352-362.

[40] 佐藤貞雄, 玉置勝司, 榊原功二, 石井稜, R. Slavicek. Computerized Axiographic System を利用した顎関節機能不全を伴う症例の下顎位の診断とその治療. 日顎咬合誌 1994; 15: 205-215.

[41] 佐藤貞雄, 玉置勝司, 他. Computerized Axiographic Systemを利用した顎関節機能不全を伴う症例の下顎位の診断とその治療. 日顎咬合誌 1994; 15: 205-215.

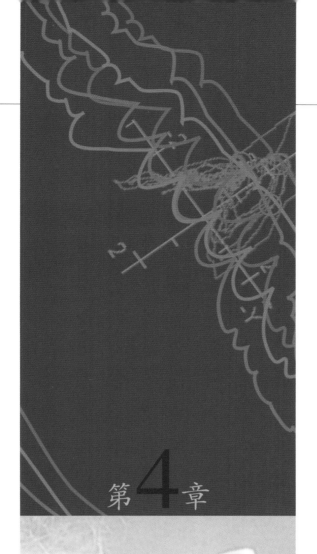

第4章

磨牙症的诊断

1 咬合诊查以及诊断的目的

磨牙症主要表现为高强度紧咬以及下颌滑动时发生的咀嚼肌运动。由于磨牙运动使上下颌牙异常接触，导致肌肉运动剧增，引起异常强烈的磨牙症，由此造成棘手的临床问题。也就是说，磨牙运动中的肌肉活动在有后牙接触时会异常升高，这样发生非生理性磨牙运动的危险性就很高[1-4]。为了避免引发异常的肌肉活动，磨牙运动时后牙必须脱离接触。从这样的观点来思考咬合的话，咬合异常其主要原因是在磨牙症这种强烈的肌肉活动中，上下牙尖的接触以及紧咬的发生会进一步使肌肉活动上升，加重颞下颌关节负担，造成咬合支撑的丧失。为此，咬合诊查或咬合治疗的目的是诊查上述异常因素，并通过咬合治疗将其排除。基于上述观点，咬合异常的主要因素可分为4种（图4-1）。

2 用于咬合诊查的颌位

将口颌系统作为整体功能单元的𬌗学这门学科体系自创立已经有80多年的历史。自创立以来，𬌗学研究一直以美国为中心开展，发展了咬合理论及概念，并为了将这些概念应用于临床研发了诊断设备及治疗方法等。在学科的历史沿革过程中，始终存在问题的就是颌位这个概念。随着时代的变迁，虽然颌位的表述发生了变化，但是其概念本身并未发生太大变化。约在1929年已将髁突位于关节窝之中与关节盘之间呈现生理位置关系的状态定义为正中关系（Hanau RH. 1929）[5]。即使现在正中关系的定义，仍要在考虑到作为滑膜关节的颞下颌关节的运动功能，以及组成颞下颌关节的关节盘和韧带、结合组织的生理和代谢活性等各个方面的基础上，注重关节盘和髁突的关系。

在咬合治疗过程中，颌位及咬合概念的作用是为了治疗口颌系统功能障碍的患者。这些患者大多下颌有三维方向上的偏斜，由此导致功能障碍。对于这种患者，在进行牙科咬合治疗时，必须重现作为治疗目标的下颌位，这个目标位置就是中心位的定义。Avril CM（1996）[6]建议将关节窝内的髁突和关节盘的关系无论在关节结节的任何位置皆处于正常关系的状态定义为正中关系（CR）（图4-2），并将维持该关系的髁突最后位作为诊断标准。对机体而言，正中关系的概念仅意味着颅骨和下颌之间没有问题的三维关系，这种关系与颅骨-下颌-舌骨-锁骨系统的韧带和肌肉息息相关。以正中关系表述髁突的位置意味着髁突-关节盘-关节结节处于正常关系。对临床而言，重要的是能否在口腔内直接记录到这种正中关系。可以认为关节结构和功能都完全健康的个体才可能在口腔内记录到正中关系，但对于在临床上需要进行咬合治疗的患者，则几乎不可能在口腔内直接重现正中关系。

3 为了咬合诊查确定颌位关系

以咬合诊断或𬌗重建为目的，在𬌗架上正确重现机体上下颌关系的操作称为确定颌位关系。由于咬合诊断和𬌗重建的最终目标是在生理性参考位（PRP）完成𬌗重建，因此，判断实际获得的上下颌关系（取咬合关系）是生理性位置还是非生理性位置极为重要。考虑到颅骨功能障碍的病例，Slavicek R[7]提倡把不压迫盘后组织的髁突最后位作为参考位（Reference Position，RP）（图4-3）。若髁突与关节盘的关系不正常，则为病理性参考位（Deranged RP，DRP），必须在客观评估DRP的基础上确定治疗目标的治疗性参考位（Therapeutic RP，TRP）。需要利用髁突运动描记仪及影像分析等客观分析手段，通过定量诊断表现病理性参考位和治疗性参考位的偏差（DRP-TRP），并在𬌗架上精确地重现治疗目标的颌位。

图4-1　**咬合异常的主要因素。**
（a）早接触是发生在肌力闭合道上的牙尖接触，也是干扰下颌旋转和滑动的牙尖接触。

（b）牙尖干扰是指发生在下颌铰链运动轨迹上干扰下颌旋转运动的牙尖接触。这种牙尖接触将导致髁突脱离（Distraction）关节窝。

（c）𬌗干扰是指干扰下颌滑动的牙尖接触会发生干扰的牙齿施加侧向力引发牙周组织的破坏以及肌肉系统的过度紧张。

（d）咬合支撑的丧失将导致高强度的紧咬，或者在磨牙运动时引起髁突压迫（Compression）周围组织，导致髁突变形、吸收、关节盘穿孔等。

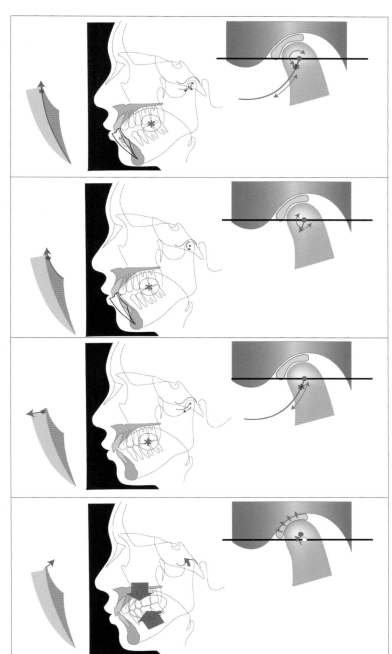

图4-2　**下颌的正中关系（Centric Relation）。**
在健康的颞下颌关节中，髁突和关节盘的复合体无论在关节结节后斜面的任何位置都能维持正常关系（正中关系，CR）（a）。此时，髁突运动轨迹能重现的最后位（未施加负荷的状态）就是参考位（RP）。颞下颌关节内部紊乱（b）的情况下，其最后位是病理性参考位（DRP），因此当然需要再次确定生理性下颌位（治疗性参考位，TRP）。由于无法在𬌗架上判断生理性参考位（PRP）或病理性参考位（DRP），故需借助髁突运动描记仪等其他方法才能判断。

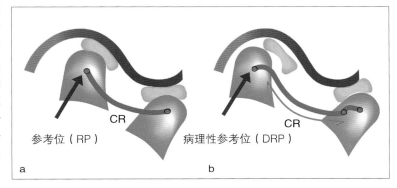

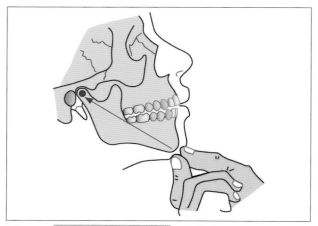

图4-3　**下颌参考位（RP）。**下颌参考位（RP）是咬合诊断和制订治疗计划的原点。向参考位引导颌位，需医生的手臂、指尖、髁突呈一条直线，在这种方便操控的位置上，医生的右手拇指和食指呈V字形，轻轻按压触到下颌颏部，在下颌不受过度外力影响的前提下将其最后位引导。

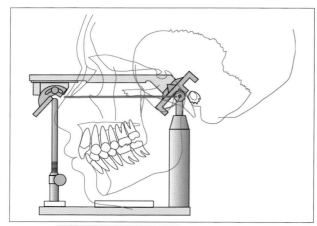

图4-4　**用于咬合诊查的𬌗架。**通过面弓转移重现上颌模型与颅骨的位置关系。然后将在参考位（RP）制取的咬合记录放置在下颌模型。该𬌗架的髁盒能调整髁导或髁突位置。通常从参考位开始进行咬合诊查。

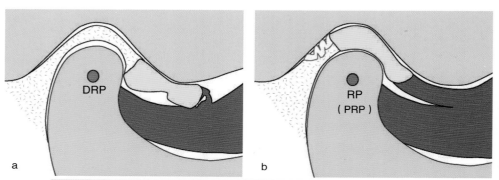

图4-5　**病理性参考位（DRP）和生理性参考位（PRP）。**存在颞下颌关节内部紊乱（a）时，髁突最后位是病理性参考位（DRP），因此当然需要确定生理性参考位（治疗性参考位，TRP）。

　　应该知道临床上获取的咬合记录并非在正中关系确定的颌位关系，而是为了演算正中关系在参考位确定的颌位关系。为了演算生理性下颌位的标准，参考位（RP）必须是一个可重复有再现性的位置。据此定量演算生理性参考位与RP的偏差，并将其重现在𬌗架上。因此，本法总是在参考位（RP）获取颌位关系。此外，为了达到该目的，建议使用在上𬌗架后也可以诊断性变更颌位关系的SAM𬌗架（图4-4）或Girrbach等𬌗架。

　　具体在RP获取咬合记录时，需要在不勉强让下颌后退的状态下重现患者自主的髁突最后位

（Unstrained Border Position），并尽量减小颌间距离，还要使用阻力小的咬合记录材料。以此获取的颌位关系如图4-5所示，推测这两种髁突-关节盘-关节窝的关系。即生理性参考位（PRP）或者病理性参考位（DRP）。由于无法在𬌗架上判断颌位是PRP还是DRP，故需借助髁突运动描记仪等其他方法进行判断（图4-6）。从流畅地行使磨牙症的生理功能的角度来看，下颌处于偏颌的病理性参考位是一项重大的课题。偏颌所导致的髁突压迫，使脑杏仁核和大脑边缘系统等活化，产生全身不适或莫名不舒服的症状[8-9]。

图4-6　**典型的颞下颌关节内部紊乱症的髁突运动轨迹和治疗位。**图为交互弹响病例的病理性参考位（DRP）。判断髁突和关节盘的正中关系（CR）位于闭口弹响的前方区域。由于闭口弹响位于开口弹响的后方，因此治疗性参考位（TRP）应位于闭口弹响的前方。

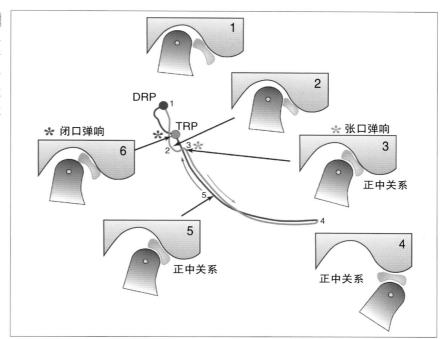

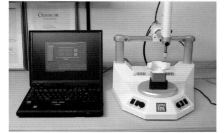

图4-7　**使用三维扫描仪扫描固定在𬌗架上的模型。**通过三维扫描仪扫描固定在𬌗架上的模型，测量正中止的位置、𬌗平面斜度、咬合引导轨迹斜度等，并综合髁突运动描记仪或X线头影测量片的结果，进行咬合诊断并制订治疗计划。

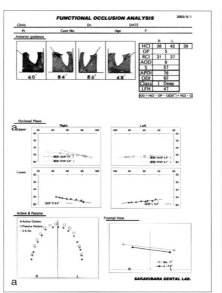

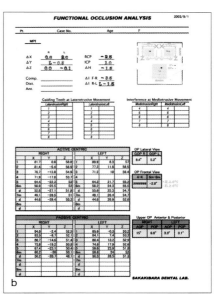

图4-8　**综合咬合诊查结果的分析表。**该表汇总了正中止的位置、𬌗平面斜度、咬合引导轨迹斜度、颌位等诊查结果。

4　诊查咬合引导轨迹

　　面弓转移（以轴眶平面为标准平面）上𬌗架后，测量𬌗架上模型的咬合引导轨迹。如图4-7所示，通过三维扫描仪把模型上的正中止（F1）以及咬合引导轨迹的终点（F2）输入计算机，演算咬合引导轨迹斜度（F1～F2）和𬌗平面斜度。将上述数据汇总为咬合诊查表（图4-8），基于该数据，制订每个病例的治疗方针、𬌗重建选用的𬌗型，进一步计算出每颗牙的引导轨迹斜度，以此决定临时修复体和修复体最终设计。

5 采用磨牙检查垫诊查睡眠磨牙时的殆接触

无意识状态下睡眠磨牙时的肌肉运动在有后牙接触时达到最大。因此，为了减少睡眠磨牙时的肌肉运动，必须建立使后牙区脱离接触殆型。然而，迄今为止仍然无法正确判断睡眠磨牙时后牙的接触状态，目前的观察手段仅限于口腔内的直接观察，以及在殆架上的间接观察。我们的研究结果发现在口腔内以及在殆架上观察到的接触状态，与实际睡眠磨牙时的接触状态有所不同。因此，为诊查睡眠磨牙时的接触状态，我们开发并采用了磨牙检查垫作为磨牙症的简易评估道具（图4-9）。

该道具是在石膏模型上压制厚度为0.1mm的聚氯乙烯膜片，在其上涂抹染色剂，睡前戴入口内。由于睡眠磨牙时检查垫上接触位置的染色剂脱落将垫取下带回模型上会呈现白色区域，因此能更明确地判定接触位置。用磨牙检查垫分析接触模式，不仅有助于殆重建的基本设计，还能用于治疗后的咬合评估。图4-10为主诉咀嚼肌过度紧张和颞下颌关节功能障碍前来就诊的23岁的病例。采用磨牙检查垫分析接触模式，发现均是伴有侧方运动时非工作侧（mediotrusion）牙尖接触（MG）的典型的组牙功能殆。磨牙检查垫的接触

模式可分类为尖牙保护型（CG）、尖牙保护+MG（CG+MG）、组牙功能型（GG）、组牙功能型+MG（GG+MG）等（图4-11）。

6 利用髁突运动描记仪诊查生理性参考位

为了在临床上演算生理性参考位，需要分别进行将患者的参考位正确地重现在殆架上的操作，以及演算生理性参考位的操作。按照上述获取咬合记录的话，口内获得的参考位就必须可以帮助确认进行咬合重建到底有没有问题，而且要能作为推算生理性参考位的手段。

如果想考虑影响颌位的各种因素演算治疗目标的颌位，客观指标必不可少。因此要借助髁突运动描记仪（Condylograph，Cadiax）（图4-12）。偏颌会影响关节窝内的髁突位置、髁突与关节盘的相互关系、肌肉运动的平衡等，由于上述因素皆会改变下颌运动模式，因此要采用髁突运动描记仪，按照髁突运动轨迹定量、立体地演算治疗性参考位（TRP）（图4-13），并在殆架上重现该颌位。该颌位将用于咬合诊断、制订治疗计划、制作殆垫、制作临时修复体等所有操作流程。此外，还要参照髁突运动描记的结果，以及X线头影测量片，按照骨性面型的分析定量演

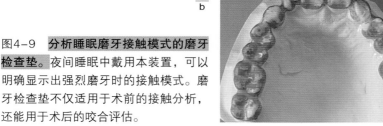

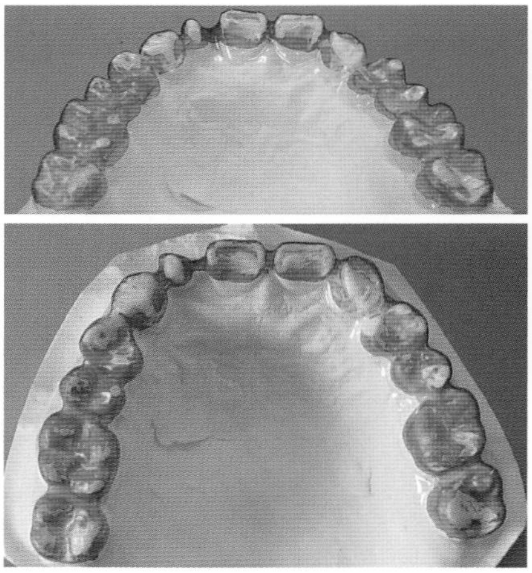

a/b

图4-9 **分析睡眠磨牙接触模式的磨牙检查垫。** 夜间睡眠中戴用本装置，可以明确显示出强烈磨牙时的接触模式。磨牙检查垫不仅适用于术前的接触分析，还能用于术后的咬合评估。

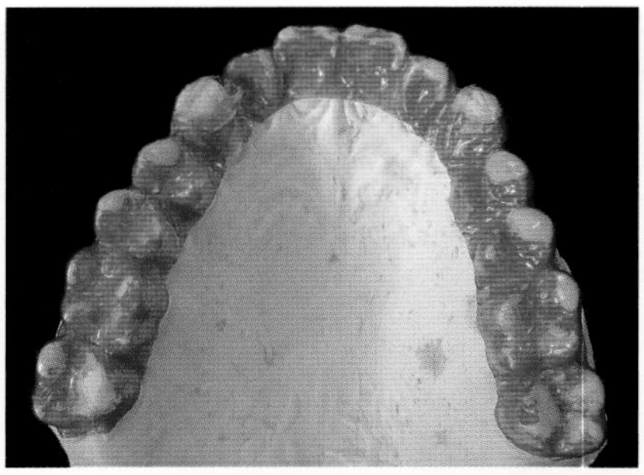

图4-10 **采用磨牙检查垫分析睡眠磨牙接触模式的实例。** 本病例两侧均为组牙功能型。另外，两侧第二磨牙舌侧牙尖都有强接触。

图4-11　**睡眠磨牙的模式。**图为睡眠磨牙的各种模式。

CG
尖牙保护型

CG + MG
尖牙保护型+非工作侧接触

GG
组牙功能型

GG + MG
组牙功能型+非工作侧接触

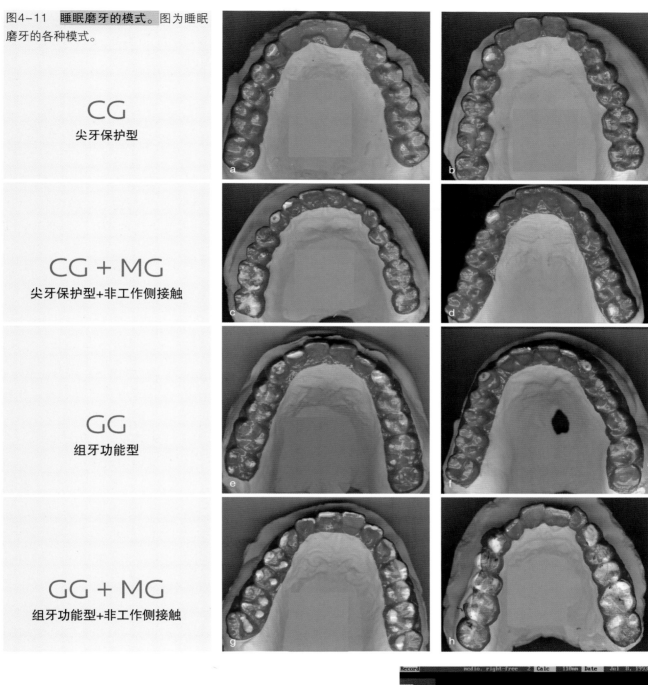

a | b

图4-12　**采用髁突运动描记仪诊查颌位、颞下颌关节，并记录髁突运动模式。**在固定于头部的面弓上装载数字转换器，在下颌牙列连接功能夹具和描记针，用计算机记录并解析髁突运动模式。b为髁突前伸后退运动及左右侧方运动轨迹的重叠图。

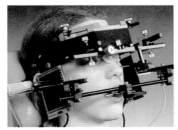

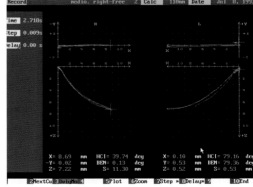

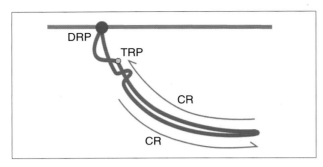

图4-13 **典型的颞下颌关节内部紊乱（交互弹响）的髁突运动轨迹。**这种病例的参考位为病理性参考位（DRP）。推测髁突和关节盘的正中关系（CR）位于闭口弹响的前方区域。由于闭口弹响位于开口弹响的后方，因此治疗性参考位（TRP）应位于闭口弹响的前方。

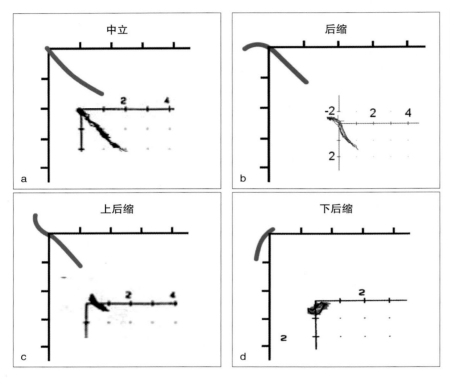

图4-14 **磨牙运动时髁突运动模式的矢状面观。**在矢状面上磨牙运动时的髁突运动模式分为4种。

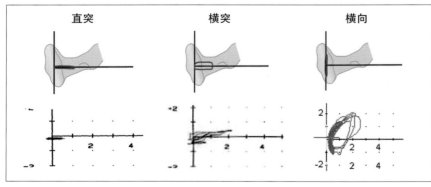

图4-15 **磨牙运动时髁突运动模式的侧面观。**从侧面来看磨牙运动时的髁突运动模式分为3种。

算，以此确定垂直颌位关系（垂直距离），并将其重现在𬌗架上。

尤其是考虑到要把磨牙症的生理功能应用在咬合治疗中的话，就还需要检查紧咬和磨牙运动时髁突有无压迫、牵拉等，并用髁突运动描记仪分析磨牙运动时的下颌运动模式（图4-14，图4-15），这些对𬌗重建有极大帮助[13]。

7　利用髁突运动描记仪诊查磨牙运动

　　磨牙运动时的下颌运动模式对殆重建具有重要意义。如图4-16所示，该病例呈现典型的磨牙运动。在矢状面（Sagittal）从参考位（RP）向前下方呈直线运动，在水平面（Superior，从上方观察）呈向前方的直线运动，在冠状面（Frontal，从正面观察）呈向下方的直线运动。图4-17为磨牙运动时下颌前牙、下颌尖牙以及下颌第一磨牙主动正中的运动轨迹。由于每颗牙的磨牙运动轨迹皆在垂直方向，因此该模式不易产生磨牙区的殆干扰。该病例下颌骨的运动如图4-18所示。基本上在磨牙运动时，一侧髁突（工作侧被强大的

图4-16　**采用髁突运动描记仪解析磨牙运动（病例1）**。髁突运动描记仪解析髁突运动模式的实例。磨牙运动时髁突呈向前下方的直线运动。

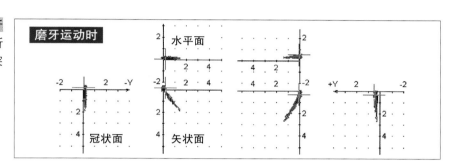

图4-17　**采用髁突运动描记仪解析磨牙运动（接续病例1）**。根据磨牙运动时的髁突运动模式，分别解析下颌前牙切牙点、下颌两侧尖牙尖以及下颌第一磨牙颊侧牙尖的运动，发现由于右侧的引导斜度大、以相对垂直方向的引导，因此右侧的磨牙运动更为理想等临床信息。

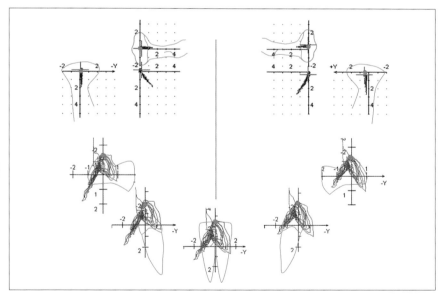

图4-18　**采用髁突运动描记仪解析磨牙运动（接续病例1）**。根据图4-16和图4-17磨牙运动时的髁突运动模式，能判断下颌整体的三维动态运动。

图4-19　**磨牙运动的基本模式**。磨牙症是由强劲的闭口肌运动引发上下颌牙的研磨运动。磨牙症及此类下颌运动被认为是导致颞下颌关节功能障碍的原因之一而受到关注。虽然在临床上对磨牙症的诊查、诊断十分重要，但迄今为止针对与磨牙症相伴发生的下颌运动的细节，几乎没有进行过任何研究。因此，应使用临床可行方法对磨牙运动时下颌髁突运动进行检查，在此基础上，采用髁突运动描记仪解析磨牙症的髁突运动就显得格外重要。4-18 | 4-19

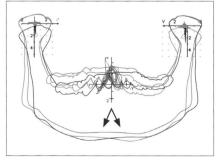
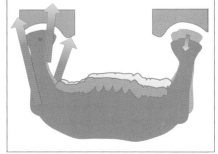

闭口肌运动所支撑），对侧（非工作侧）髁突呈现滑动（图4-19）。因此，即使颞下颌关节有些松弛，髁突侧移的情况也并不多见。

图4-20所示的病例则表现出典型的磨牙运动时髁突侧移，随着磨牙运动，关节下腔内产生强烈的滑动。观察下颌前牙、下颌尖牙以及下颌第一磨牙主动正中的运动轨迹（图4-21），可以发现磨牙运动时每颗牙的引导轨迹斜度平坦，呈现一种容易产生㗊干扰模式。图4-22为该病例下颌骨的运动模式。正如上述病例所示，掌握磨牙运动模式，对于以磨牙时不产生㗊干扰为目标的㗊重建治疗计划显得格外重要。

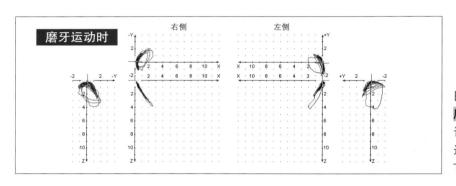

图4-20　采用髁突运动描记仪解析磨牙运动（病例2）。用髁突运动描记仪解析髁突运动模式的实例。磨牙运动时髁突向侧方移位（图4-15的Transversal）。

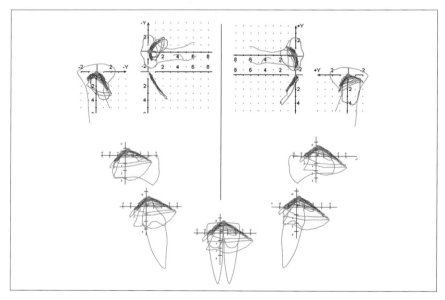

图4-21　采用髁突运动描记仪解析磨牙运动（接续病例2）。根据磨牙运动时的髁突运动模式，分别解析下颌前牙切牙点、下颌两侧尖牙牙尖以及下颌第一磨牙颊侧牙尖的运动，发现两侧的咬合引导斜度都比较平坦，呈水平方向引导，右侧的研磨运动的轨迹要比左侧更为陡峭。

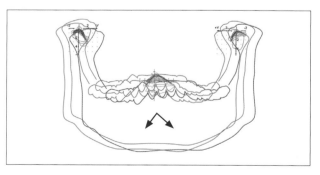

图4-22　采用髁突运动描记仪解析磨牙运动（接续病例2）。根据图4-20和图4-21所示磨牙运动时的髁突运动模式，发现研磨运动时下颌整体极度侧移，后牙区容易产生㗊干扰。

8 利用X线头影测量片分析骨性面型和综合诊断

为构建与每个患者相宜的功能性咬合，掌握骨性面型以及髁道斜度、𬌗平面斜度、垂直距离、牙列形态等咬合的决定因素极为重要。为了掌握上述因素以利于综合诊断，并制订具体的治疗计划，X线头影测量片是必不可少的分析手段

（图4-23～图4-25）。尤其是考虑磨牙功能的话，髁道斜度（SCI）与𬌗平面（OP）斜度的协调性就是最为重要的因素。判断这种协调性的指标之一是分离角（AOD）（图4-24）。将髁道斜度减𬌗平面斜度后得到的角度（相对髁道斜度，RCI），再用该角度减牙尖斜度（CI）得出分离角。分离角为8°～13°时能达成合适的后牙分离。对𬌗重建而言，正确判断每个病例的垂直

图4-23　**通过X线头影测量片分析骨性面型。**制订咬合治疗计划时，至关重要的是利用X线头影测量片（Cephalogram）分析每个患者的骨性面型、髁直斜度、𬌗平面斜度、垂直距离、𬌗型、分离角等临床信息。考虑咀嚼器官的功能性作用的话，可以认为在其行使咀嚼、吞咽、发音、磨牙运动等动态功能时，磨牙区的干扰是导致牙及牙周组织、颞下颌关节、咀嚼肌等发生问题的主要因素。因此，𬌗重建时，避免后牙区的𬌗干扰极为重要。为了避免后牙区发生𬌗干扰，𬌗平面斜度和Wilson曲线是重中之重。𬌗平面斜度越大，后牙越难以脱离接触，𬌗型也就越接近组牙功能𬌗。反之，𬌗平面斜度越小，后牙就越容易脱离接触，𬌗型也就越接近尖牙保护𬌗。

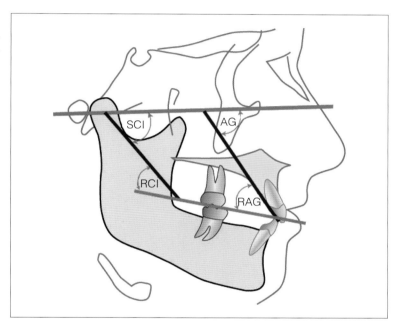

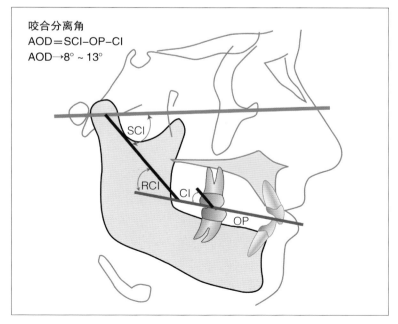

咬合分离角
AOD=SCI-OP-CI
AOD→8°～13°

图4-24　**通过X线头影测量片分析咬合功能。**在磨牙功能方面，后牙区的𬌗干扰是导致口腔疾病的主要因素。𬌗重建时，为避免后牙区𬌗干扰，重点之一是𬌗平面斜度，尤其是髁道斜度与𬌗平面斜度的关系是决定后牙分离的重要因素，评价这种关系的诊断指标是分离角（Angle of Disocclusion，AOD）。简单来说，分离角是用髁道斜度（SCI）减𬌗平面斜度（OP）得到的相对髁道斜度（Relative Condylar Inclination，RCI），再减去牙尖斜度（CI）后得到的数值。为了避免后牙区的𬌗干扰，分离角需要保持在8°～13°左右。

距离也十分重要。关于演算垂直距离，以下面高
（LFH）（图4-25）为指标，综合考虑骨骼、牙
与牙槽骨、颞下颌关节之间的代偿反应关系，制
订治疗计划（图4-26～图4-28）。具体来说，对
于骨性Ⅲ类错𬌗能采用增加垂直距离或由上下颌
牙体长轴的倾斜来代偿骨骼移位，对骨性Ⅱ类错
𬌗则采用降低垂直距离、颌位前移、再进一步还

可以由牙和牙槽骨的倾斜代偿骨骼移位，以此探
讨实现恢复功能的可能性。综上所述，X线头影测
量片的描记能够直观地表现垂直距离与骨性面型
的关系、𬌗平面与髁道的关系、前牙引导斜度与
髁道的关系，而且还能将下颌位置的修正等治疗
计划展现在医生的眼前。

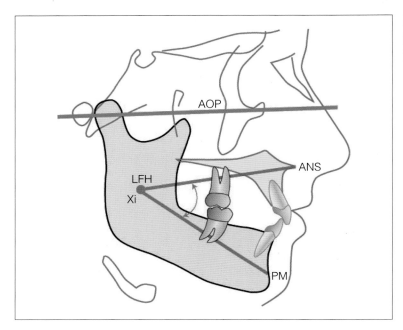

图4-25 **按照X线头影测量片制订治疗计划。** 按
照LFH（Lower Facial Height）和下庭的前后关
系为指标，演算垂直距离。

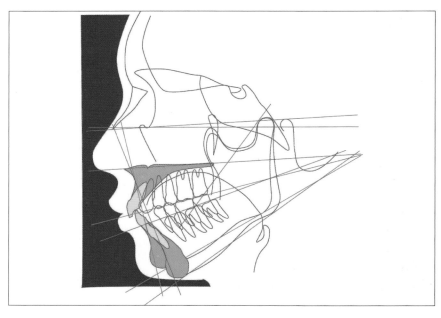

图4-26 **颌面部的代偿反应（通过改
变垂直距离实现代偿）。** 对骨性Ⅱ类错
𬌗，可降低垂直距离，通过下颌的旋转
代偿骨骼偏差。对骨性Ⅲ类错𬌗，通过
升高垂直距离的方式进行代偿。

9　总结

　　颌位是牙科咬合治疗的起点，也是最重要的考虑因素。现在的咬合概念已经从以往的机械性咬合概念演变为生理性咬合概念。另外，咬合治疗的目标也从单纯的恢复咀嚼功能逐渐向可以应对磨牙运动的𬌗重建的方向演变。在这种咬合治疗的临床实践中，这里介绍的咬合诊查是最重要的基本步骤。

　　为了达成功能性咬合的治疗目标，需要分别掌握每个患者所具有的条件，即从骨性面型、颞下颌关节的功能开始，全面掌握髁道斜度、𬌗平面斜度、牙列以及牙的形态等个性化信息，在此基础上制订咬合治疗计划。这种时候有一些必须知道的咬合的功能性原理。即使掌握牙体长轴的斜度以及牙列和牙的形态、Spee曲线等知识点，若不了解其功能意义，也就无法在实际中发挥作用。应用于临床的是咬合原理，绝非平均值。思考如何将这些原理应用于每个患者的过程就是在制订咬合治疗计划。

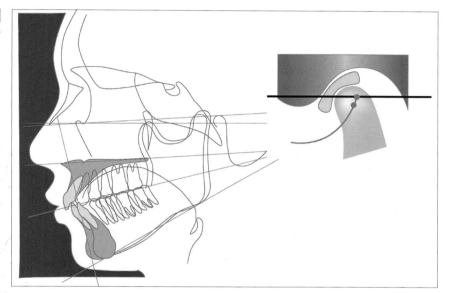

图4-27　**颌面部的代偿反应（通过颞下颌关节实现的代偿）**。对骨性Ⅱ类错𬌗的颞下颌关节代偿，在最大2mm的范围内使下颌位于前方，以此代偿骨骼偏差。

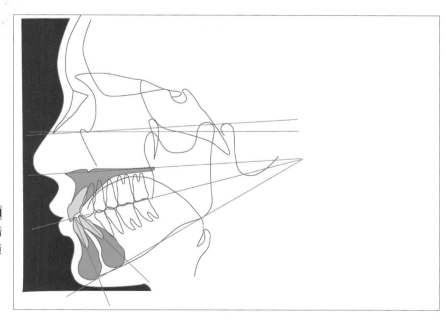

图4-28　**颌面部的代偿反应（通过牙和牙槽的嵴实现的代偿）**。对骨性Ⅱ类错𬌗，由上颌牙和牙槽向舌侧倾斜，下颌牙和牙槽向唇侧倾斜代偿骨骼偏差。对骨性Ⅲ类错𬌗，则可以通过与骨性Ⅱ类错𬌗相反的牙和牙槽倾斜进行代偿。

参考文献

[1] Shupe R J, Mohamed SE, Christensen LV, Finger IM, Weinberg R. Effects of occlusal guidance on jaw muscle activity. J Prosthet Dent, 1984; 51: 811–818.

[2] Williamson EH, Lundquist DO. Anterior guidance: its effect of electromyographic activity of the temporal and masseter muscles. J Prosthet Dent 1983; 49; 816–823.

[3] Grubwieser G, Flatz A, Grunert I, Kofler M, Ulmer H, Gausch K, Kulmer S. Quantitative analysis of masseter and temporalis EMGs: a comparison of anterior guided versus balanced occlusal concepts in patients wearing complete dentures. J Oral Rehabil 1999; 26; 731–736.

[4] Tamaki K, Hori N, Fujiwara M, Yoshino T, Toyoda M, Sato S. A pilot study on masticatory muscles activities during grinding movements in occlusion with different guiding areas on working side. Bull Kanagawa Dent Coll 2001; 29: 26–27.

[5] Hanau RH. Occlusal changes in centric relation. J Am Dent Assoc 1929; 16: 1903–1915.

[6] Avril CM. Centric relation: A philosophy. J Gnathology 1996; 15: 7–13.

[7] Slavicek R. The dynamic functional anatomy of craniofacial complex and its relation to the articulation of the dentitions. Austria: Das Kauorgan Funktione und Dysfunktionen. Gamma Dental Edition. 2001, 482–514.

[8] Ootsuka T, Fujita M, Watanabe K, Hirano Y, Niwa M, Miyake S, Sasaguri K, Onozuka MS. Sato S. Effects of Mandibular Deviation on Brain Activation During Clenching: An fMRI study. Cranio 2008 (Submitted).

[9] 佐藤貞雄ら. Computerized Axiographic Systemを利用した顎関節機能不全を伴う症例の下顎位の診断とその治療. 顎咬合誌 1994; 15: 205–215.

[10] Onodera K, Kawagoe T, Protacio–Quismundo C, Sasaguri K, Sato S. The use of a BruxChecker in theEvaluation of Different Occlusal Schemes Based on Individual Grinding Patterns. Cranio 2006; 24: 292–299.

[11] Park BK, Tokiwa O, Takezawa Y, Takahashi Y, Sasaguri K, Sato S. Relationship of Tooth Grinding Pattern during Sleep Bruxism and Temporomandibular Joint Status. Cranio 2008; 26: 8–15.

[12] Tokiwa O, Park BK, Takezawa Y, Takahashi Y, Sasaguri K, Sato S. Relationship of Tooth Grinding Pattern during Sleep Bruxism and Dental Status. Cranio 2008; 26: 1–7.

[13] Onodera K, Kawagoe T, Sasaguri K, Quismundo CP, Sato S. Evaluation of the condylar movement in healthy and symptomatic temporomandibular joint patients during mastication and simulated bruxism utilizing condylograph. Syomatologie 2004; 101: 187–190.

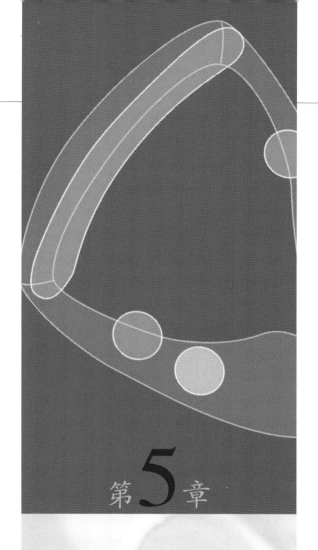

第5章

考虑到磨牙症的殆重建
（诊断蜡型）

1 尖牙主导的序列引导

为了实现功能咬合的目标，不仅需要恢复咀嚼功能，还必须恢复咀嚼器官具备的所有功能。尤其是为了避免牙、牙周组织、颞下颌关节、咀嚼肌受负荷，最重要的是使𬌗重建能对应磨牙症，因为这是咀嚼器官的应激释放功能[1-2]。虽然咬合理论是为了指导咬合治疗而存在的原理，所以该原理必须能够应用于临床实践。因此，诊断蜡型就必须是把自然原理具体表现出来的一种技术[3]。

尖牙主导的序列引导是由牙和牙列，按序列引导下颌功能运动的𬌗型。按照尖牙主导的序列引导的概念，几乎所有牙都参与了引导下颌功能运动，从远中开始用最低限度的分离量按顺序依次脱离接触。由尖牙主导的序列引导下颌功能运动，能防止由于后方牙的𬌗干扰造成牙周组织破坏及颞下颌关节的功能紊乱，实现咀嚼效率最大化。另外，尖牙主导的序列引导并不是要与发展至今的组牙功能𬌗和尖牙保护𬌗在概念和含义上

做出区别，甚至可以说它是包含上述这2种𬌗型。

2 生理位

𬌗重建的前提条件是先确定患者的生理性参考位（PRP）。当颌位关系明显呈病理性参考位（DRP）时，往往需要采用咬合板、临时修复体、正畸等治疗方法来获得生理性下颌位[4-5]。判断下颌是否处于生理位时通常需要借助髁突运动描记仪观察分析髁突运动轨迹。原则上以RP为标准位，用髁突运动描记仪记录髁突运动数据（图5-1）。

此外，髁突运动描记仪记录的髁突运动模式不仅能作为制作诊断蜡型的最基本信息，同时该信息还能用于设置𬌗架的髁导斜度。关节内的髁道是在牙尖或牙尖上各嵴的位置、方向、牙尖斜度的共同影响下形成的。因此，𬌗重建不能忽略髁道形态。换而言之，诊断蜡型就是利用髁道形态重现牙体形态[6-8]。

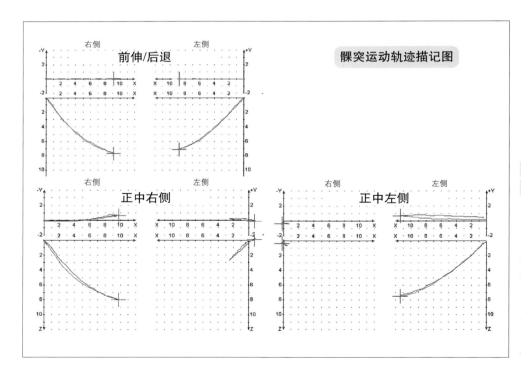

图5-1 **借助髁突运动描记仪描记髁道并测量髁道斜度。** 使用髁突运动描记仪记录髁突运动轨迹。该运动模式是后续𬌗重建的基础。先测量并描记髁突运动长度和髁道斜度（每1mm）。按照髁突运动模式及髁突运动长度（S）10mm处的髁道斜度（SCI），选择𬌗架上适用的髁导盘，并照此设置𬌗架数据。

3　构建殆平面和主动正中

上牙弓边缘嵴的正中止称为被动正中（Passive Centric），下牙弓的功能牙尖称为主动正中（Active Centric）。连接各个正中的曲线分别称为被动正中线以及主动正中线。为了颌位的稳定，在牙尖交错位使上述正中止完全一致极为重要（图5-2）。

连接上颌牙切缘和颊侧牙尖的曲线是重要的上颌功能曲线，被称为功能审美线（Functional Esthetic Line）。下颌前伸或侧方运动时，咬合引导区位于被动正中线和功能审美线之间，并且由于咬合引导止于第一磨牙近中边缘嵴，因此第二磨牙仅发挥咬合支持作用。殆平面则是决定咬合功能的重要平面。

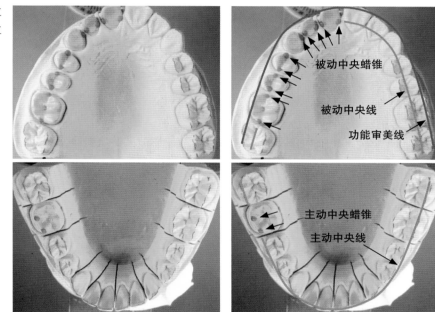

图5-2　**构筑正中蜡锥。**确定生理位后，需要决定能使颌位稳定的正中位置。然后在上颌的被动正中构筑蜡锥，使之与主动正中一致。

被动中央蜡锥

被动中央线

功能审美线

主动中央蜡锥

主动中央线

图5-3　**下颌的主动正中。**根据上牙列的形态、牙所处的位置及殆平面斜度、Spee曲线的曲率大小，在下颌主动正中构筑蜡锥。

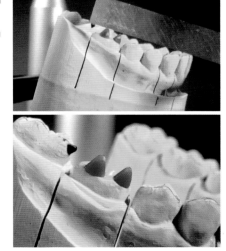

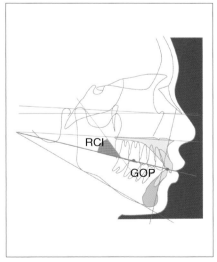

RCI

GOP

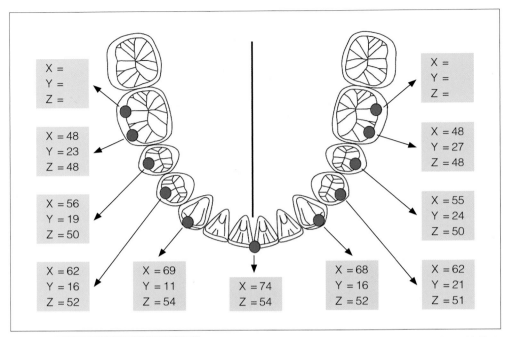

图5-4 **测量主动正中的三维坐标。** 使用3D扫描仪或专用的模板，分别按X轴、Y轴、Z轴的坐标记录下牙列主动正中的位置。由于下颌功能运动时主动正中也随之移动，因此必须为主动正中提供精确的引导轨迹。

关于殆平面的定位，将连接下颌前牙切端和第一磨牙远中颊侧牙尖的平面称为殆平面（Gnathqlogic，GOP）。由于颌面部骨性关系不同，殆平面斜度也各不相同。由于殆平面斜度将决定后牙咬合的分离量，所以要根据髁道与殆平面之间形成的相对髁道斜度（RCI）来设计殆平面的斜度（图5-3）。

基于上述信息，斟酌殆平面斜度、Spee曲线等，先在下颌主动正中构筑蜡锥。而后，在上颌被动正中构筑蜡锥，使之与下颌的主动正中一致（假设图5-2为Ⅰ类病例，上下颌为1牙对2牙的关系）。在下颌构筑正中蜡锥后，使用3D扫描仪按照X轴、Y轴、Z轴分别记录殆架上主动正中蜡锥的三维坐标（图5-4）。下颌功能运动时，由于这些正中也将随之移动，因此必须为这些正中提供精确的引导轨迹。

4 殆重建的规划

4-1 髁道斜度和前牙引导

髁道斜度、牙弓宽度、贝内特运动等都是决定患者殆面形态的重要因素，因此必须全面考虑这些因素来制订殆重建的规划。

本来髁道就是根据牙齿形态，适应着下颌的功能运动而发育形成的，因此殆重建时，需要按照髁道斜度逆向推算出每颗牙的引导斜度。如图5-5所示病例，在前牙引导轨迹长度为5mm的情况下，髁突运动描记仪显示两侧髁道斜度的平均值为49°。与该髁道斜度相协调的前牙引导斜度为56°。但是为了形成56°的前牙引导斜度，必须将切道斜度设置为54°（图5-6）。

下颌前伸运动时，引导轨迹位于上颌前牙舌侧。在其舌侧有3个弯曲点，分别是功能点1

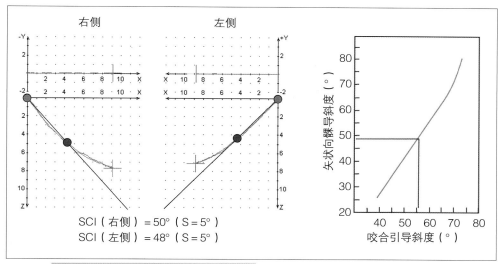

SCI（右侧）= 50°（S = 5°）
SCI（左侧）= 48°（S = 5°）

图5-5　**为了制作诊断蜡型设置前牙引导斜度。**按照两侧侧方髁道斜度，用髁突运动描记仪演算前牙引导斜度（Occlusal Guidance）。在这个病例中两侧髁道斜度平均值为49°，因此前牙引导斜度应为56°。贝内特运动增加。

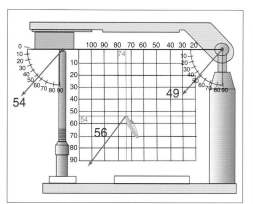

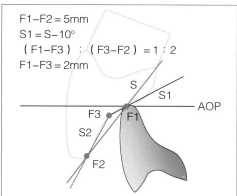

F1-F2 = 5mm
S1 = S-10°
（F1-F3）:（F3-F2）= 1:2
F1-F3 = 2mm

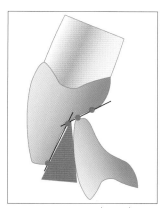

5-6 | 5-7 | 5-8

图5-6　**通过绘图测量设置切导斜度。**如图5-4所示，已测得下颌前牙主动正中的空间位置坐标为X = 74mm、Z = 54mm，为了使该主动正中能按图5-5演算的56°前牙引导斜度来进行运动，需要借助绘图演算切导针的尖端要以何种角度进行移动。经演算，该病例的切导盘角度被设定为54°。但是，在上颌前牙舌侧有2个角，分别为S1和S2，经演算S1为44°，S2为60°。

图5-7　**借助绘图测量确定切导斜度。**虽然按图5-6测得前伸切导斜度为54°，但是由于上颌前牙舌侧有2个角，分别为S1和S2，按该图演算S1为44°，S2为60°。

图5-8　**前牙引导斜度和冠间分离角。**由上下颌牙交错形成的覆盖需要留有一定的余量区域（红色区域），该区域称为冠间分离角。若冠间分离角的角度做得过于狭窄，则下颌运动会丧失自由度，下颌会有后退倾向。

（F1）、功能点2（F2）、功能点3（F3）。由F1、F3连接成斜度较小的斜面S1，由F3、F2所形成连接成斜度较大的斜面S2。此外，由连接F1、F2的S角表示前牙引导斜度。这些角度可以按图5-7所示方法分别计算得出。

冠间分离角（IOA）（图5-8）可以为下颌前后运动或侧方运动提供自由度，同时也具有适当引导下颌运动的重要功能。若该角的大小合适，开闭口运动就不会引发异常的肌肉紧张，但是若该角过小，则开口运动将迫使下颌后退，由此导致参与下颌后退运动的肌肉紧张。闭口时也会出现这种现象，因此会下颌经常性后退，这种状态将对颞下颌关节的生理功能产生不良影响。

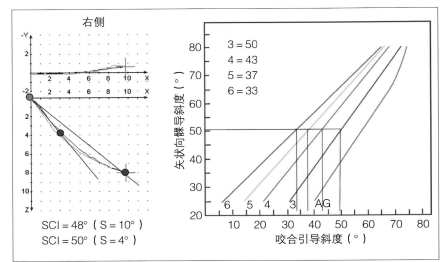

图5-9 **为了制作诊断蜡型，确定牙弓后段（尖牙、第一前磨牙及第二前磨牙）的引导轨迹斜度。**如图5-5所示按照两侧侧方髁道斜度，分别演算牙弓后段的引导斜度（Occlusal Guidance）。按照右侧髁道的引导轨迹长度4mm、引导斜度50°，对应左图逐一确定左侧每颗牙的引导斜度。还要按照贝内特运动以及牙弓的大小等修正数据，演算用于制作诊断蜡型的最终数据。

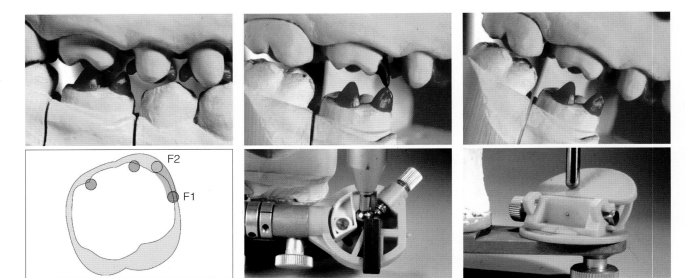

图5-10 **重现右侧方运动（3mm）。**在左侧髁盒插入3mm（绿色）厚的前伸插件（Protrusion Insert，后同），观察引导模式以及后牙脱离接触的情况。在上颌第一磨牙构筑F2锥（上排中图蓝色蜡锥）以及颊侧牙尖。该F2锥需要与在做侧方运动时的下颌第一磨牙近中的主动正中一致。颊侧牙尖应构筑在与下颌的正中蜡锥保持相等间距之处。

4-2 侧方引导

在侧方运动中，由于工作侧牙尖的引导轨迹和非工作侧髁道之间存在一定关系，因此分别按照两侧非工作侧髁道斜度演算工作侧的牙尖咬合引导斜度。图5-9的病例，按照右侧髁道4mm的引导长度，髁道斜度为50°，经演算左侧尖牙、第一前磨牙、第二前磨牙、第一磨牙所对应的牙尖引导斜度分别为50°、43°、37°、33°。用同样方法演算右侧的牙尖引导斜度。由于上述数据仅为按照髁道斜度推算出的牙尖引导斜度平均值，因此为了使牙尖引导斜度与每个患者的个性化条件相符，仍要进行适度调整。

4-3 根据牙弓大小调整牙尖引导斜度

如图5-4所示，观察主动正中三维坐标的Y值可知，左侧的正中比平均值更偏向外侧。对于此

图5-11　**在上颌第一磨牙上形成F1-F2的侧方引导轨迹。**将蜡填充在F1-F2锥之间，撤除侧方移位插件并做侧方运动，由此形成侧方引导轨迹。然后，形成上颌第一磨牙颊侧轴面外形突度及颊侧形态。

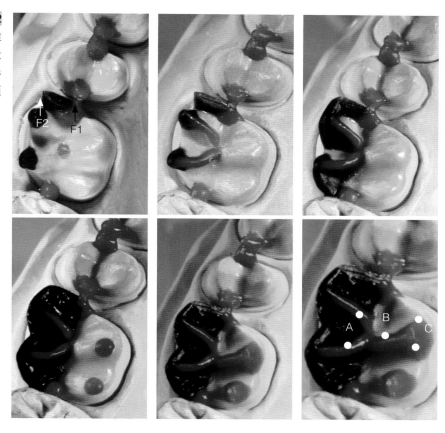

类病例，若将引导斜度的平均值作为工作侧的牙尖引导斜度，则非工作侧可能发生牙尖干扰。因此，调整的方法是牙弓向外侧每扩大2mm，上颌的牙尖引导斜度就需要加大1°。

5　诊断蜡型的实践

5-1　上颌第一磨牙颊侧

　　在完成被动正中以及主动正中之后，应该从引导斜度平缓的上颌第一磨牙开始制作诊断蜡型。撤除位于下颌第一磨牙近中的牙列代型后，先从向右的侧方运动开始操作。按照演算数据设置右侧切导斜度，在髁盒放置定位插件（Protrusion Stop，后同）（图5-10）。由于该病例重现了下颌向右侧非正中运动3mm时的上下颌关系，因此对准下颌第一磨牙近中牙尖之处构筑F2锥（蓝色蜡），同时构筑上颌第一磨牙颊侧牙

尖（绿色蜡），使该尖与下颌颊侧远中锥保持均等的空隙（图5-11）。

　　撤除定位插件，用蓝色蜡填充F1和F2之间的空隙，使下颌向右侧方运动完成F1-F2的引导轨迹。以此形成流畅的引导，并使第二磨牙脱离接触。由此形成的引导轨迹呈平缓的曲线状。然后，完成颊侧牙尖的近中三角嵴和远中三角嵴（红色蜡）。咀嚼时该三角嵴用于切断纤维性食物，因此呈锐利的山脊状。另外，位于上颌远中颊尖内斜面的斜嵴具有下颌后退阻挡（Retrusive Barrier）的作用，因此应该将下颌第一磨牙的远中颊尖保持在上颌远中斜嵴的近中面上，在上颌颊尖近远中的主三角嵴上形成 接触点A。完成上颌第一磨牙近远中的主三角嵴后，用绿色蜡填补颊侧内斜面，并修整形态。此刻，仅F1-F2具备引导作用。

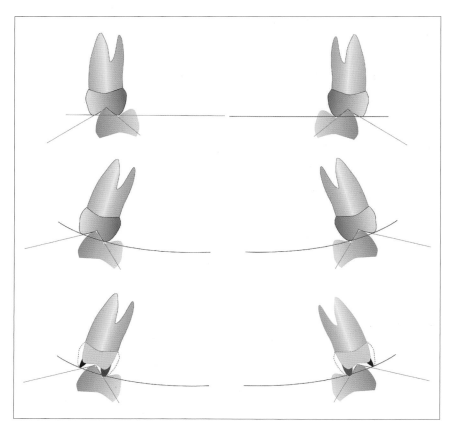

图5-12　**构筑上颌第一磨牙舌尖形成Wilosn曲线。** 上颌第一磨牙近中舌侧牙尖应对准下颌第一磨牙中央窝，并且上颌第一磨牙的远中舌尖应与下颌第二磨牙的近中边缘嵴接触。上颌第一磨牙的近中舌侧牙尖比颊侧牙尖高约1mm，形成平缓的Wilson曲线。

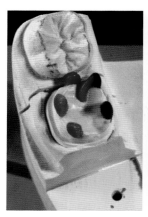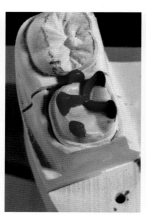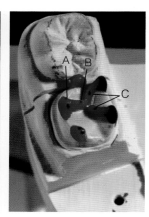

图5-13　**构筑下颌第一磨牙舌侧牙尖。** 侧方运动时，下颌第一磨牙舌侧牙尖与上颌第一磨牙舌侧牙尖呈间距穿过的状态。然后，形成下颌第一磨牙颊舌侧内斜面的主三角嵴，完成A、B、C接触点。

5-2 上颌第一磨牙舌侧

构筑上颌第一磨牙的近中舌尖锥（红色蜡），该锥对准下颌第一磨牙的中央窝。此时，考虑到非工作侧运动的话，其下颌颊侧远中的牙尖会向中间移动，因此必须避免非工作侧运动时发生牙尖干扰。上颌磨牙的舌尖应比颊侧牙尖高约1mm，以此确定上颌第一磨牙横殆曲线（Wilson曲线）的曲率半径（图5-12）。另外，上颌远中舌侧

牙尖的锥体，应该与下颌第一磨牙的边缘嵴接触。

5-3 下颌第一磨牙舌侧

构筑下颌第一磨牙舌侧牙尖锥（绿色蜡的时候），需要将其做成在下颌侧方运动时与上颌第一磨牙的舌侧牙尖成等间距穿过的状态（图5-13）。另外，形成上颌第一磨牙近中舌尖主三角嵴和B接触点。

图5-14 上下颌第一磨牙的形态和功能。 上颌第一磨牙颊侧形态的主要作用是将颊黏膜撑开和截断纤维性食物。斜嵴能防止下颌后缩，近中边缘嵴可以成为侧方引导轨迹。此外，其在牙弓里最大的近中舌侧牙尖对维护颌间距离和颌位稳定具有至关重要的作用。

而下颌第一磨牙的舌侧形态能挡开舌头，颊舌侧牙尖的主三角嵴可以与上颌第一磨牙的主三角嵴共同行使咀嚼功能，该牙近中颊侧牙尖沿上颌F1-F2发挥重要的引导作用。此外，其在牙弓里最大的远中颊侧牙尖具有维护颌位稳定的重要作用。

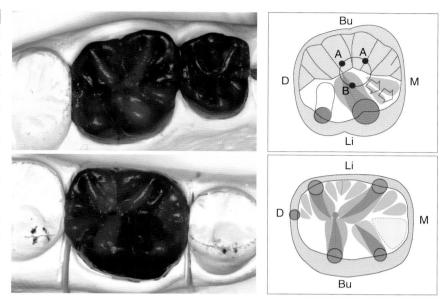

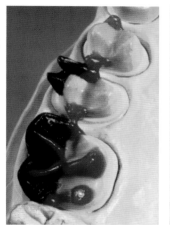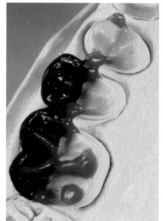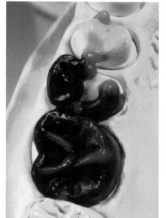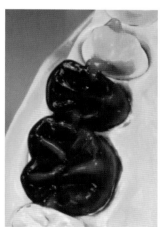

图5-15 上颌第二前磨牙的诊断蜡型。 按照第一磨牙同样的方法，先堆筑F2蜡锥，然后形成F1-F2引导轨迹。

从下颌第一磨牙的近中舌侧牙尖和远中颊侧牙尖，向中央窝方向构筑主三角嵴，形成𬌗C接触点（红色蜡）。用绿色蜡充填主三角嵴之间的间隙，并修整形态（A、B、C接触点，图5-11，图5-14）。

5-4 上颌第一磨牙舌侧、下颌第一磨牙远中

右侧的上颌第一磨牙的舌侧内斜面的形态要根据左侧上下第二前磨牙的侧方引导斜度来进行制作，要保证下颌在左侧进行工作运动时，右侧该位置后牙能脱离接触。因此，将左侧切导盘设

为左侧第二前磨牙的侧方引导角度（Table Angle，后同）。按照该引导轨迹完成右侧上颌第一磨牙舌侧以及下颌第一磨牙颊侧远中的形态，确保右侧非工作运动时能脱离接触（图5-14）。

5-5 上颌第二前磨牙颊侧

按照上颌第二前磨牙的侧方引导角度调整设定右侧切导盘角度，放置厚度为3mm的定位插件，构筑F2蜡锥（蓝色蜡）。然后，形成F1-F2引导轨迹，完成颊侧牙尖（绿色蜡）内斜面的形态（图5-15）。

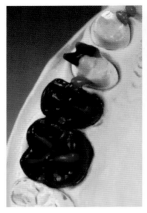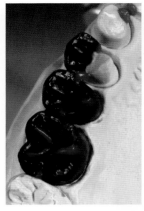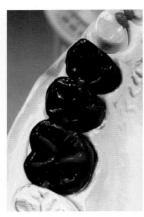

图5-16　**形成上颌第一前磨牙的诊断蜡型及侧切牙的引导轨迹。**用同样方法堆蜡形成上颌第一前磨牙的引导轨迹，同时在侧切牙形成同样的引导斜度。

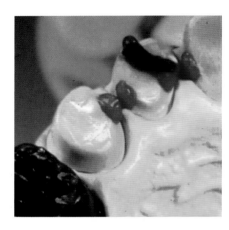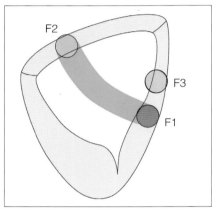

图5-17　**完成上颌侧切牙的诊断蜡型及引导轨迹。**

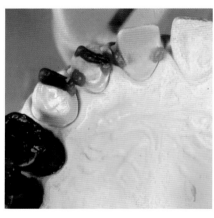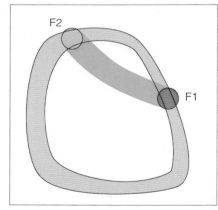

图5-18　**形成上颌尖牙的引导轨迹。**

5-6　上颌第二前磨牙舌侧

　　在下颌做左侧工作运动时，右侧上颌第二前磨牙的舌侧内斜面与对颌牙的牙尖分离由左侧第一前磨牙的引导斜度而决定，因此也要将左侧切导盘设为左侧第一前磨牙的侧方引导角度。使上颌右侧第二前磨牙舌侧蜡锥（红色蜡）与下颌第二前磨牙远中边缘嵴的近中内斜面接触，使两

者在右侧非工作运动时能流畅地脱离接触（图5-15）。

5-7　形成上颌第一前磨牙及侧切牙的引导轨迹

　　在恒牙萌出过程中，尖牙未萌出时，由侧切牙与第一前磨牙配合控制侧方运动。也就是说，侧方运动时第一前磨牙和侧切牙的引导轨迹极为

图5-19　**形成上颌中切牙的F2。**

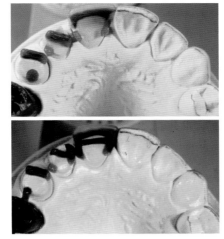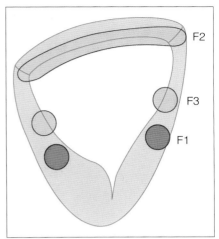

图5-20　**形成前伸引导轨迹。**下颌的前伸运动是由上颌中切牙舌侧近远中边缘嵴、上颌侧切牙舌侧近中边缘嵴及上颌尖牙舌侧远中斜面引导的，因此这些位置需形成与S1同样的引导轨迹。

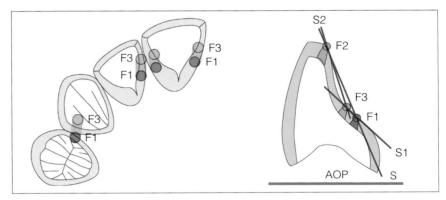

近似。因此，在诊断蜡型上也要形成相同的引导轨迹。

　　将切导盘设为第一前磨牙的侧方引导角度，构筑F2蜡锥（蓝色蜡）（图5-16）。同时构筑上颌侧切牙的F2蜡锥，形成侧方运动的引导轨迹（图5-17）。然后，形成上颌第一前磨牙的F1-F2引导轨迹和颊侧形态。还要使舌侧蜡锥与下颌第一前磨牙的远中边缘嵴接触。按照前述的同样方法，将左侧切导盘设为左侧第一前磨牙的侧方引导角度49°，使右侧上颌第一前磨牙舌侧能脱离接触（图5-16）。

5-8　形成上颌尖牙的引导轨迹

　　由于在所有序列引导轨迹中，上颌尖牙起主导作用，因此其引导轨迹应该比前磨牙和磨牙更长。该病例要形成4mm的引导轨迹长度。将右侧切导盘设为上颌尖牙的引导角度，放置厚度为4mm的定位插件，构筑F2蜡锥（蓝色蜡），然后形成引导轨迹（图5-18）。

5-9　形成前牙区的引导轨迹

　　上颌前牙区舌侧的引导轨迹位于上颌中切牙及侧切牙的近中边缘嵴及尖牙的远中斜面。先将前伸切导盘设为上颌中切牙的引导角度，在两侧髁盘里都放置相当于上颌中切牙引导轨迹长度5mm厚的定位插件，完成F2（图5-19）。

　　上颌中切牙舌侧呈铲形，因此在F1和F2间既有斜度较小的S1区域，又有斜度较大的S2区域，这2个区域对前牙引导都具有重要作用。因此，如图5-7所示，应在F1前方2mm的位置设定F3，以完成舌侧形态（图5-19，图5-20）。这时，在侧切牙、尖牙也要做出相当于S1距离的引导轨迹，再把F3-F2连接起来的话，就可以完成S1和S2的引导轨迹了（图5-19）。

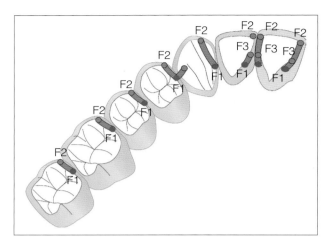

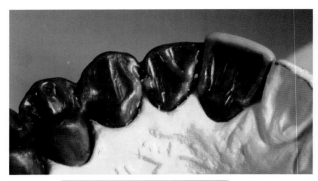

图5-21 **通过诊断蜡型形成功能性咬合。**

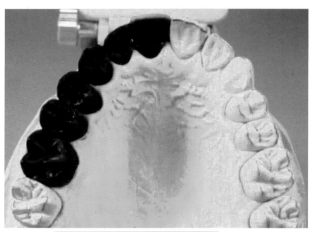

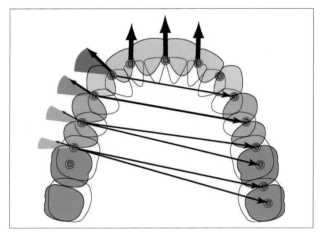

图5-22 **完成后的尖牙主导的序列引导。**在每颗牙上形成的引导轨迹，使每颗牙都具有让同侧远中牙齿及对侧同名牙远中牙齿脱离接触的作用。

5-10 完成

形成所有引导轨迹后，用蜡填补剩余的空间，完成牙冠形态（图5-21）。完成后的各牙齿上的引导轨迹，应具有让各自同侧远中牙齿及对侧同名牙远中的牙齿脱离接触的作用（图5-22）。

6 总结

构筑蜡型的目的是基于每个患者的颌面部骨骼形态、颞下颌关节、𬌗平面，尽量去恢复与其相适应的咬合。只有采用如前文所述的系统化构筑蜡型的方法才能构建与机体相适应的咬合引导轨迹。这里要给患者设计引导斜度绝不是口腔技师或口腔医师随意设置的角度，而是按照患者的颞下颌关节决定的角度。另外，下颌运动时后牙咬合分离量也是由患者的颌面部骨骼形态、髁道斜度及𬌗平面斜度来决定的。同样患者最后的𬌗型也是由患者具备的所有条件所决定的。

天然牙的引导斜度绝对不能过大。引导斜度过大将使颞下颌关节以及牙周组织产生病理性变化。因此，𬌗重建应尽量采用较小的引导斜度。

在咬合引导和颞下颌关节的关系中有以下几点非常重要：1. 下颌运动中不能引发异常的肌肉活动；2. 可以进行顺畅的生理性磨牙运动；3. 在侧方运动中磨牙区可以顺利分离不产生干扰。在𬌗重建的过程中，需要何种程度的引导轨迹，其唯一的向导应该是颞下颌关节。

参考文献

[1] 佐藤貞雄. 咀嚼器官の役割と機能咬合の概念. 補綴臨床1996; 29(3): 265–279.

[2] 佐藤貞雄. 咀嚼器官の役割からみた咬合と全身との関係. 日本全身咬合学会雑誌 2000; 6(2): 101–119.

[3] 花島美和, 佐藤貞雄. やさしい咬合生物学シークエンシャル咬合の理論と実際8. 咬合設計—個々の歯の役割と機能的デザイン. The Quintessence 2003; 22: 2705–2715.

[4] 榊原功二, 佐藤貞雄. シークエンシャルオクルージョンにおける咬合採得の概念とその実際. Quintessence of Dental Technology(Tokyo) 2000; 25: 50–57.

[5] 榊原功二, 佐藤貞雄. シークエンシャルオクルージョンの臨床―下顎の後退を伴うⅡ級症例の咬合治療の実際― Quintessence Dental Technology(Tokyo) 2004; 29: 734–750.

[6] 榊原功二, 佐藤貞雄. 機能咬合構築のためのワックスアップ. 歯科技工 1997; 25(5): 602–614.

[7] 佐藤貞雄, 玉置勝司, 青木聡, 花島美和, 榊原功二, Rudolf Slavicek. やさしい咬合生物学シークエンシャル咬合の理論と実際9. 機能咬合の原理. The Quintessence 2004; 23: 183–202.

[8] 佐藤貞雄監修, 岸本雅吉. 機能咬合のリコンストラクション. 東京: クインテッセンス出版, 2004.

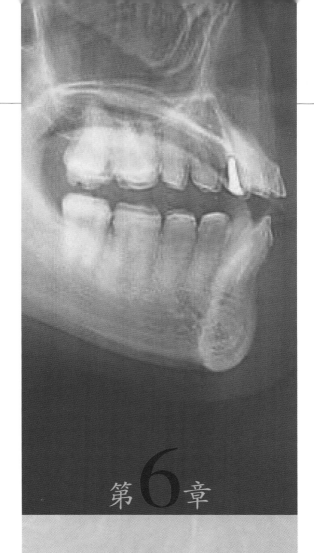

第6章

磨牙症的咬合治疗实践

1 绪言

在口腔治疗的所有处置中，特别是进行修复治疗时，磨牙症对于口腔医生来说都是极其棘手的问题，迄今为止对其的认识是磨牙症是一个无法解决的部分众多，临床上难以下手，充满未解之谜的领域。但是近年来，众多口腔临床专家及学者为了攻克磨牙症，开始提出各种各样的治疗方法。目前，常用方法有使用中枢神经系统抑制药物的方法[1-7]、在日常的家庭护理中指导患者进行肌肉训练的方法[8-13]、用丙烯酸制成的𬌗垫覆盖牙的𬌗面，或者恢复牙冠形态的修复方法[14-19]等。由于现阶段的基础研究未能明确解析磨牙症的生理现象，对于任何治疗方法都无法做出肯定或否定的判断，因此口腔治疗应尽可能选择可逆性治疗方法更为妥当。但摆在眼前的现实情况又是因咬合关系紊乱的病情不断恶化，患者迫切需要某种形式的𬌗重建，而对于磨牙症的𬌗重建需要考虑哪些问题，实际上到目前为止仍然没有具体的标准。

1982年，Slavicek R[20]等学者提出了"Sequential Guidance with Canine Dominance（尖牙主导的序列引导）"，日本也引进了该咬合概念。在日本称为"序列引导𬌗"或者"序列咬合"，在口腔修复治疗的𬌗重建中，笔者对该概念的意义和具体实用性产生了浓厚的兴趣并加以应用[21-25]。本章简述该咬合概念，并通过病例探讨𬌗重建的流程和采用修复体治疗磨牙症的方法。

2 尖牙主导的序列引导的概念

Slavicek R从医学角度，总结了咀嚼器官的作用有咀嚼（Mastication）、语言（Speech）、呼吸（Breathing）、姿态（Posture）、审美（Aesthetics）还有应激管理（Stress Management）。"应激管理"的动力源自中枢调控的咀嚼肌运动，其结果导致上下牙的接触引发二次肌肉运动的持续或者增强，产生磨牙症，而因此形成的巨大负荷需要由牙、牙周组织以及颞下颌关节来承受，其中口腔医师唯一能够控制的因素只有咬合。Slavicek R提出"此前在口腔医疗领域一直被视为副功能的磨牙症，有可能成为有助于机体应激管理的行为"的假说，咬合作为其媒介工具，如果不具备精密的咬合结构，就无法承受由磨牙症产生的巨大负荷。基于对精密咬合的要求，形成了尖牙主导的序列引导的咬合概念。

这种想法的转变极富深意，其原因应归结于一些划时代性的理论被人们逐渐接受，比如磨牙症的医学意义，以及作为口腔医学根源的咬合在这个意义中所起的媒介作用等。虽然，针对睡眠磨牙症的应激管理效果尚有诸多不明之处，但是最近基础研究正在开始产生一些成果。另外，在患者的实际诊疗中，人们也期待今后长期的临床跟踪总结。

这里将以临床全颌𬌗重建的病例为例，解说建立尖牙主导的序列引导的步骤以及应对磨牙症的确认方法。

3 构建尖牙主导的序列引导的步骤

3-1 诊查、检查以及治疗计划

该全颌𬌗重建的病例为24岁的女性，主诉饮食时牙遇冷水疼痛引起咀嚼障碍，同时还有美学缺陷。经充分的问诊和检查，未见全身疾患，诊查颞下颌关节也未发现疼痛、杂音、开口障碍等颞下颌关节病的症状，也无既往史。经X线以及MRI检查，未见髁突变形、移位、关节盘也未见异常。对牙、牙列以及咬合的观察发现，由于20岁左右时习惯性呕吐及过度摄取柑橘类引起的酸蚀症和可能为工作压力引发的磨牙症，导致全牙列的牙体组织实质性缺损（图6-1）。

从X线头影测量的结果来看，该病例的垂直距

初诊

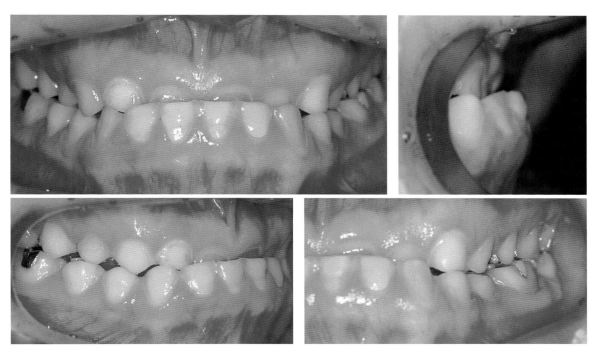

图6-1　**初诊时的咬合状态**（正面以及侧面）。24岁，女性。

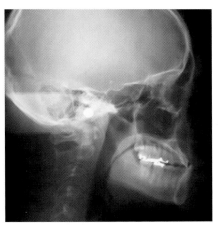

图6-2　**X线头影测量**（初诊评估）。

表6-1　X线头影测量的结果（术前）

	临床正常值（°）	测量值（°）
FH-OP	（11.4±3.6）	3.0
FH-MP	（28.8±5.2）	16.0
LFH	（49.0±4.0）	39.0
APDI	（81.0±4.35）	107.0
ODI	（72.0±5.3）	59.0

离短（LFH 39°）、𬌗平面斜度小（FH-OP 3°）、下颌下缘平面斜度小（FH-MP 16°），具有骨性Ⅲ类（APDI 107°）的低角（Low Angle）倾向（图6-2，表6-1）。

采用髁突运动描记仪测量髁突运动，发现不仅前后、侧方运动的运动轨迹短，而且运动轨迹不稳定。另外还发现虽然患者在矢状面的开闭口运动轨迹不稳定，但是该运动轨迹的长度很充分（图6-3）。为了评估牙尖交错时的下颌位置，测量发现患者髁突位置的参考位（Reference Position，RP）与牙尖交错位（ICP）的偏移量小于0.1mm，两者基本一致（图6-4）。

根据可以观察上下牙不接触的侧方边缘运动轨迹和发生𬌗接触时朝两侧磨牙运动之间关系的

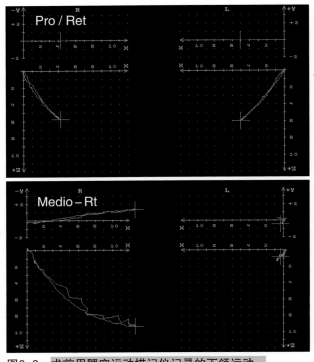

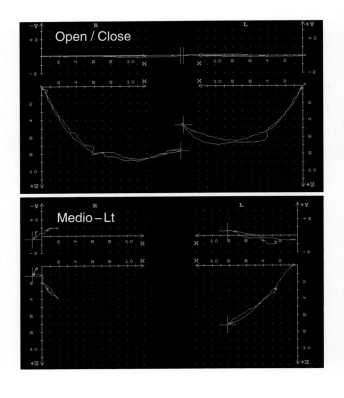

图6-3　术前用髁突运动描记仪记录的下颌运动。

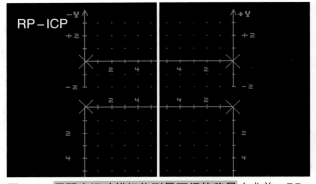

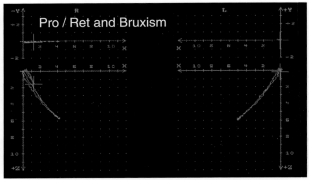

图6-4　用髁突运动描记仪测量下颌偏移量（术前：RP-ICP）。

图6-5　髁突运动描记仪记录的磨牙运动侧移模式（术前：右侧压迫模式、左侧一致模式）。

磨牙运动侧移模式（Grinding Shift Pattern）来评价的话，右侧显示出压迫模式（Compressive），表明右侧处于咬合支持丧失的状态（图6-5）。图6-6、图6-7为该磨牙运动侧移模式的评估方法和102名一般患者中各种模式发生率的模式图。

　　针对患者主诉的诊查结果，鉴于患者为24岁的年轻女性，也有审美需求，因此判断患者需要一个综合治疗计划。尤其是将LFH的角度抬高约

7°（切导针抬高14mm），以此增加垂直距离，进行垂直代偿（图6-8）。由此基本解决了骨骼前后偏差（Class Ⅲ）的问题。咬合治疗的目标是通过全颌正畸处置，使每颗牙的牙体长轴竖直，并且兼顾骨性关系，通过全颌修复体形成恰当的垂直距离和牙尖交错位，另外要保证后方磨牙在清醒状态下的非正中运动及睡眠状态下的磨牙运动时没有牙尖干扰，建立前牙引导。

图6-6　采用侧方边缘运动（牙的非接触运动）和两侧磨牙运动（接触滑动）的重叠图**评估磨牙运动侧移模式**（引自Tamaki K, Ikeda T, et al. 2007[26]）。

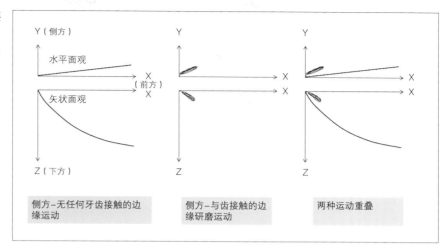

图6-7　磨牙运动时，**髁突的磨牙运动侧移模式评估模式图**（引自Tamaki K, Ikeda T, et al. 2007[26]）。

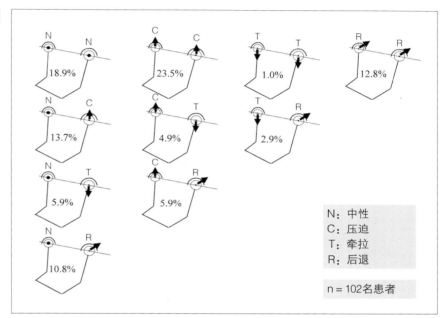

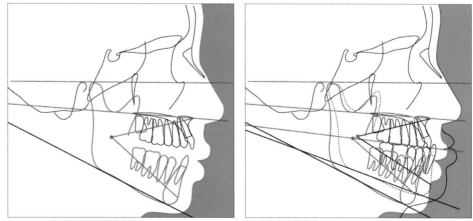

图6-8　**综合治疗计划。**通过增加垂直距离，将LFH的角度抬高约7°，以此解决骨骼前后偏差问题，根据髁道斜度演算𬌗平面斜度及每颗牙的咬合引导，建立尖牙主导的序列引导咬合。

3-2 治疗步骤

3-2-1 矫正治疗

用方丝弓矫治法将各牙轴垂直化。动态疗程为7个月。按照X线头影测量的结果，在下颌磨牙固定树脂帽，抬高垂直距离，达到正畸治疗的目的（图6-9）。

3-2-2 修复治疗

为口腔修复治疗，进行全颌28颗牙的牙体预备（图6-10）。采用正畸治疗结束后的颌位（垂直及水平颌位关系）制作临时修复体（图6-11）。使用半可调式𬌗架，制作临时修复体。

为了重新评估由临时修复体形成的骨性关系对咬合状态的影响，再次进行X线头影测量。虽然骨性关系仍然是Class Ⅲ（APDI 96°），但是LFH由39°增至44°，𬌗平面斜度由3°增至8°，下颌下缘平面由16°增至22°，与术前相比可以确认通过临时修复体患者的骨性关系正在向Ⅰ类的方向代偿性变化（Compensation）（图6-12，表6-2）。戴入临时修复体后，用髁突运动描记仪分析下颌运动。由于临时修复体有助于稳定咬合，因此咀嚼肌群的工作状态也更趋于稳定。与术前相比，术后的前后运动及侧方运动的运动轨迹更长，且运动轨迹稳定流畅（图6-13）。之后，为了让患者适应这个下颌位（咬合高度），留出一段观察期，确认颌功能没有问题后，再开始制作最终修复体。

进行最终的牙体预备、制取印模、通过面弓转移将上颌模型固定在可调式𬌗架（SAM 2P）上。将下颌模型固定在制作临时修复体的同样颌位（几乎接近RP的位置）。再次评估X线头影测量，发现LFH仍为44°，有低角倾向，因此将𬌗架的切导针抬高4mm，将LFH抬高2°（图6-14）。完全按照髁突运动描记仪记录的下颌运动数据设置𬌗架的髁导斜度。将𬌗平面与Axis Orbital Plane（AOP）的夹角设为10°。按照下颌中切牙切缘和下颌第一磨牙远中牙尖的蜡锥高度，形成𬌗平面斜度（图6-15）。

矫正治疗

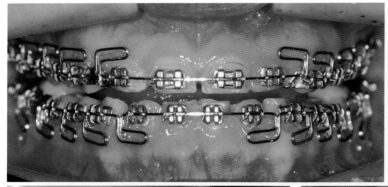
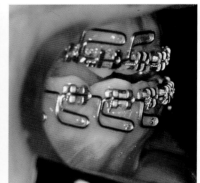
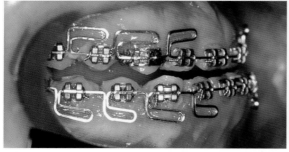
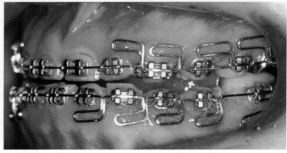

图6-9　**采用方丝弓装置进行正畸治疗**（1998年5月至1998年12月）。

牙体预备

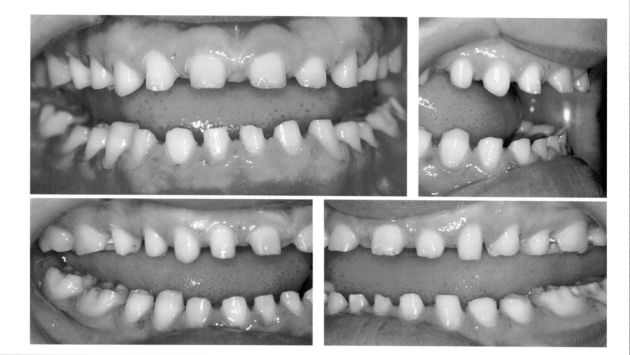

图6-10　完成全颌牙体预备。

临时修复体

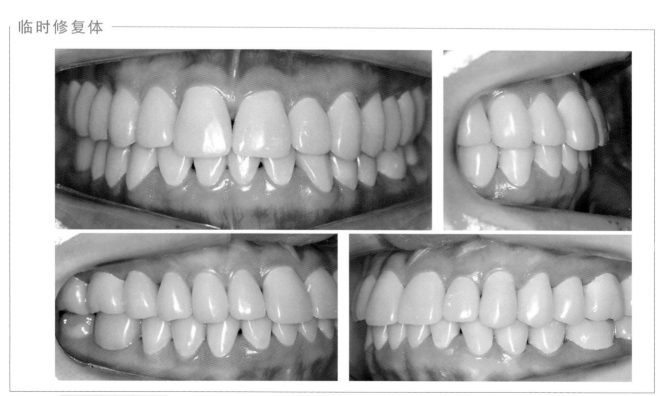

图6-11　临时修复体初戴后。

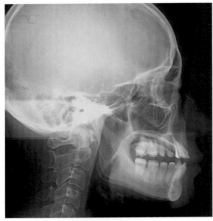

表6-2　**X线头影测量的结果**（临时修复体初戴后）

	正常值（°）	测量值（°）
FH-OP	（11.4±3.6）	8.0
FH-MP	（28.8±5.2）	22.0
LFH	（49.0±4.0）	44.0
APDI	（81.0±4.35）	96.0
ODI	（72.0±5.3）	65.0

图6-12　**X线头影测量**（临时修复体的评估）。

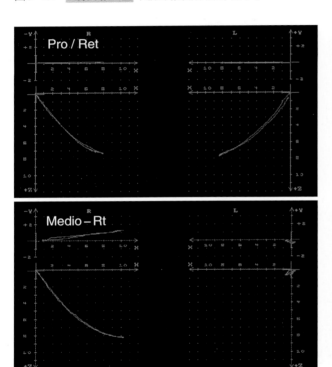

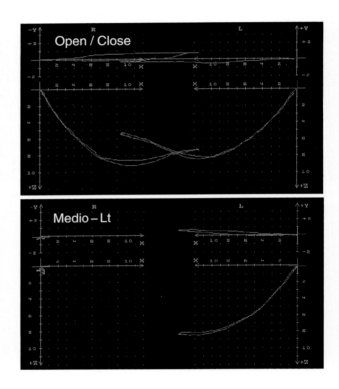

图6-13　**临时修复体初戴时的髁突运动描记。**

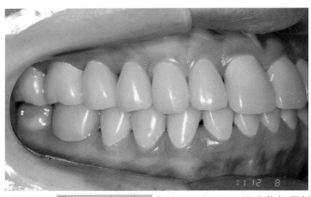

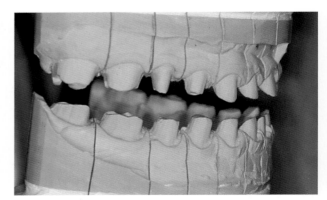

图6-14　**最终的垂直距离。**由于LFH为44°，因此将切导针抬高4mm，计划使LFH变为46°。

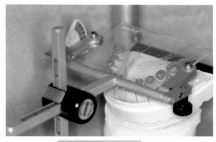
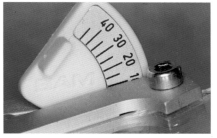
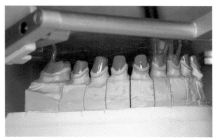

图6-15　设置殆平面斜度（相对AOP约10°）。

图6-16　使下颌的主动正中锥和上颌的被动正中锥一致。

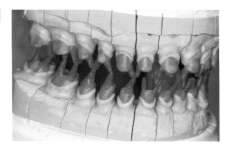
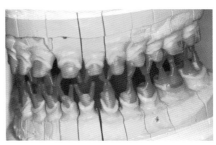

图6-17　对应下颌后牙的中央沟，确定上颌舌侧牙尖蜡锥（红色蜡）的位置。

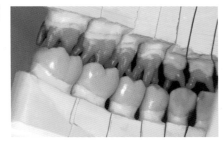
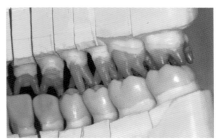

图6-18　按照下颌功能牙尖的运动方向，确定上颌颊侧牙尖（蓝色蜡）的位置。

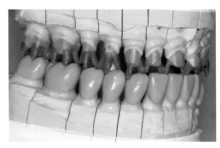
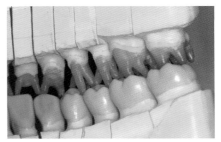

　　将下颌的功能牙尖（主动正中）与上颌被动正中交错，建立正中止，构建稳定的牙尖交错关系（图6-16）。然后，修整下颌牙冠外形，使用可调式切导盘，按照从远中磨牙向近中牙的顺序，依次制作上颌蜡型（图6-17，图6-18）。

　　通过变更可调式切导盘，按照从后牙区颊侧牙尖内斜面到尖牙的顺序，逐一掌控每颗牙的引导斜度。这些就是尖牙主导的序列引导最基本的特征和理论上的特征性操作步骤（图6-19）。此时表面上虽然是根据切导盘的角度来赋予尖牙远

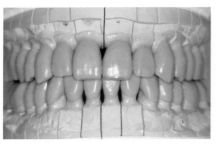
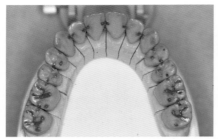
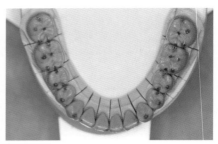

图6-19 通过可调式切导盘按照上颌磨牙、尖牙、前牙的顺序，完成尖牙主导的序列引导。

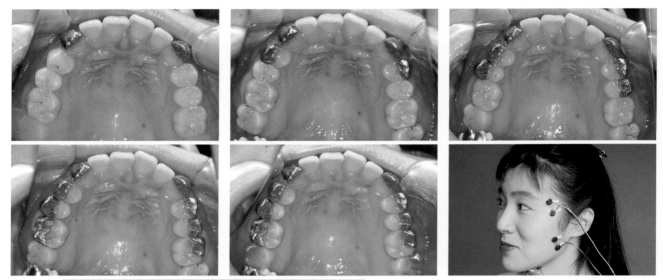

图6-20 通过赋予实验性咬合接触来研究研磨运动时的肌肉活动。按图中顺序，在各牙殆面上依次戴用金属引导器，采用肌电图测量肌肉运动。

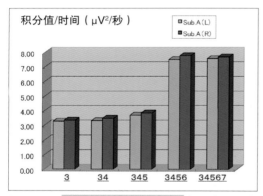
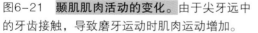

图6-21 颞肌肌肉活动的变化。由于尖牙远中的牙齿接触，导致磨牙运动时肌肉运动增加。

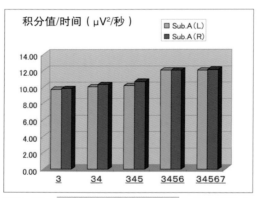

图6-22 咬肌肌肉活动的变化。由于尖牙远中的牙齿接触，导致磨牙运动时肌肉运动增加。

中各颗后牙的舌面斜度、牙尖内斜面斜度，以及前牙舌面斜度，但实际上决定这些斜度的基础是前伸运动及侧方运动时的髁道斜度（表6-3）。

这里让我们看一下殆型与肌肉活动关系的实验研究。选择牙尖交错位稳定，具有组牙功能殆的受试者，在其上颌尖牙舌面和后牙颊侧牙尖

最终修复体

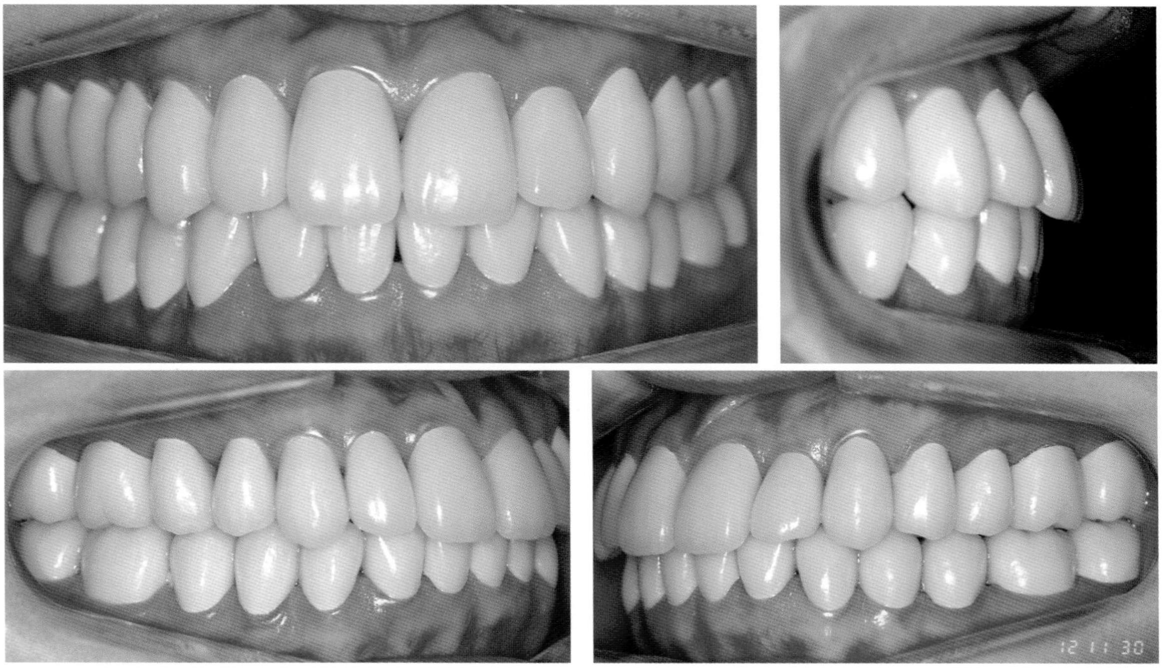

图6-23 已构建尖牙主导的序列引导的金属烤瓷冠（使用金属烤瓷的低温瓷粉）。

表6-3 切导盘的斜度

上颌前牙	60°
上颌尖牙	50°
上颌第一前磨牙	43°
上颌第二前磨牙	34°
上颌第一磨牙	27°
上颌第二磨牙	19°

斜度由矢状髁道斜度算出

内斜面上固定金属引导器，在受试者有意识的状态下进行磨牙运动。对此时的咬肌及颞肌的表面电极间的肌肉活动（积分值）进行对比研究（图6-20）。磨牙运动时能观察到从尖牙单独接触到后牙接触区域增多的过程中，颞肌和咬肌的肌肉运动也相应增加（图6-21，图6-22）。基于上述结果可以看出，通过调节切导盘的倾斜角度，使越靠近中的后牙颊侧牙尖内斜面的展开角依次变小（牙尖斜度增大），由此建立的尖牙主导的序列引导是一种能尽量减少由殆接触产生的肌肉运动，减轻颞下颌关节、肌肉以及牙、牙周组织负担的咬合模式。

由于该患者也有审美需求，因此最终修复体选用近似天然牙晶体结构的金属烤瓷冠（IPS d. SIGN；金属烤瓷用低温瓷粉）（图6-23）。

关于对下颌运动以及颌位的术后评估，戴入最终修复体6个月后的下颌运动数据显示前后运动、侧方运动和开闭口运动均有充分的长度和稳定的运动轨迹（图6-24）。参考位（RP）和牙尖交错位（ICP）的距离约为0.1mm（图6-25）。在磨牙运动侧移模式方面，两侧都显示出研磨运动时与非接触运动轨迹方向一致的模式（Neutral），在人工制作的殆面上形成了稳固的咬合支持，也可以确认到左右两侧都可以做均等且流畅的磨牙运动（图6-26）。可以想象到这种新的咬合状态可以在夜间睡眠磨牙发生时，让磨牙运动在以尖牙为中心的前牙区域进行，因此能有效减轻磨牙症对颞下颌关节及肌肉产生的负担。

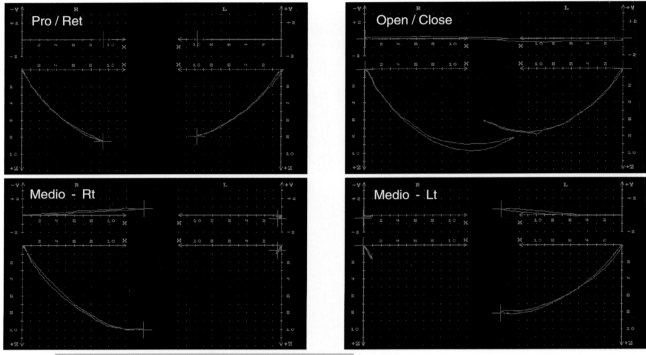

图6-24 最终修复体初戴时用髁突运动描记仪记录下颌运动数据。

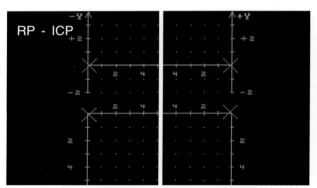

图6-25 采用髁突运动描记仪测量下颌偏移量（最终修复体初戴后：RP-ICP）。

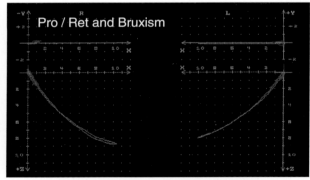

图6-26 髁突运动描记仪记录的磨牙运动侧移模式（最终修复体初戴后：两侧均为一致模式）。

4 确认对磨牙症的疗效

图6-27为最终修复体初戴1年后、2年后的口腔内照片。修复体、牙周组织、头颈部肌肉以及颞下颌关节都未见明显异常。另外，咀嚼运动、吞咽、发音等功能方面也都没有问题，日常生活也非常美好。当时，由于磨牙检查垫尚未完成开发，因此无法及时对该患者的磨牙症疗效做出评

估。最终修复体初戴3年后、5年后、7年后的口腔内照片（图6-28）以及各个时期磨牙检查垫的评估（图6-27）如各图所示。此外，可以按照P-0（无剥落）、P-1（轻度剥落）、P-2（中度剥落）、P-3（显著剥落及箔片穿孔）这4种分类判定由磨牙症引起的磨牙检查垫的墨水剥落程度（作者设计）（图6-29）。

图6-27 最终修复体初戴后的历时观察（1年后、2年后）。

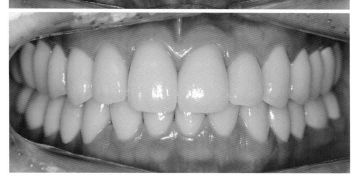

1年后

2年后

图6-28 最终修复体初戴后的历时观察（3年后、5年后、7年后）。

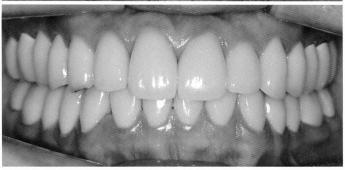

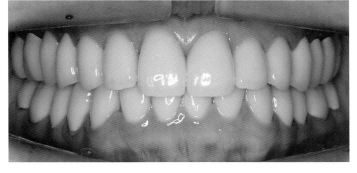

3年后

5年后

7年后

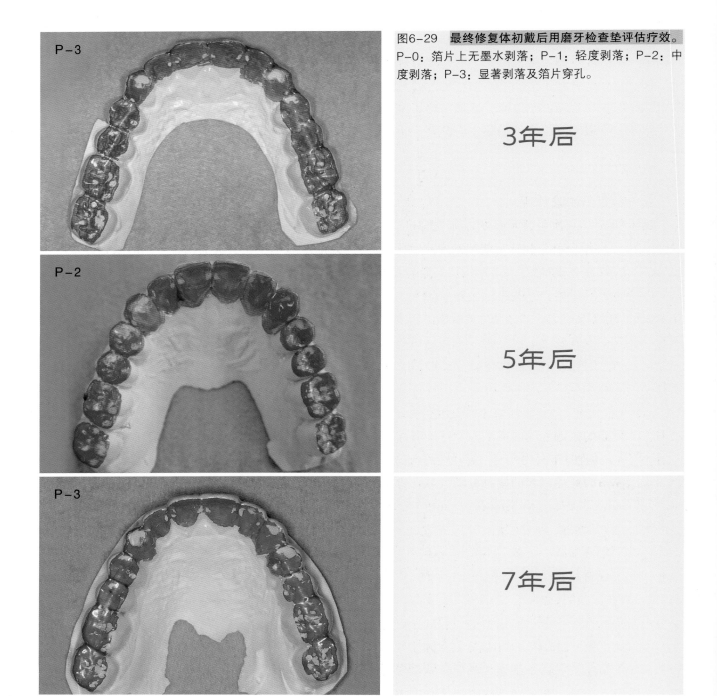

图6-29 最终修复体初戴后用磨牙检查垫评估疗效。P-0：箔片上无墨水剥落；P-1：轻度剥落；P-2：中度剥落；P-3：显著剥落及箔片穿孔。

4-1 最终修复体初戴3年后

采用磨牙检查垫确认睡眠磨牙症的发生位置。能观察到在两侧后牙存在与牙尖交错位一致的𬌗接触点，此外在两侧尖牙的舌面有面积较大的接触滑动区域，以及在左侧第一前磨牙颊侧牙尖内斜面的近中部分有滑动区域。由此判定夜间睡眠时磨牙症发生在两侧尖牙和左侧第一前磨牙处。由于尖牙处发现了箔穿孔，所以对磨牙检查垫的墨水剥落程度判定为"P-3"。

4-2 最终修复体初戴5年后

戴牙5年后，再次通过磨牙检查垫判定睡眠磨牙症的发生位置，与戴牙后3年相比，可以观察到两侧第一前磨牙颊侧牙尖内斜面上的接触滑动区域增大，而且在其远中邻牙的第二前磨牙颊侧牙尖内斜面明显出现新的接触滑动区域。由于未见箔片穿孔，所以磨牙检查垫的墨水剥落程度判定为"P-2"。

4-3 最终修复体初戴7年后

戴牙7年后，再次用磨牙检查垫判定磨牙症的发生位置，与戴牙后5年相比，能观察到前磨牙的接触滑动区域进一步扩大。尽管如此，目前尚能切实保持磨牙区牙尖交错位的秴接触，侧方运动几乎未见接触滑动区域，与初戴3年后相比，接触滑动区域几乎没有变化。由于尖牙以及第一前磨牙处可见箔片穿孔，所以对磨牙检查垫的墨水剥落程度判定为"P-3"（图6-29）。

历时3年、5年、7年后的磨牙检查垫观察结果表明，磨牙症的接触滑动区域从前牙逐渐有序地向后牙扩大。但在7年后的今天，磨牙区的秴面上仍然未出现由磨牙症引起的接触滑动区域，也未见烤瓷冠的断裂以及对牙周组织的不良影响。这是因为在制作最终修复体的蜡型时，按照从前牙到后牙的顺序逐颗减小了切导斜度，由于磨牙症的缘故，陶瓷材料也是按照从前牙向后牙的顺序慢慢发生磨耗，秴接触状态也逐年发生变化，表现出的是一种几乎按照诊断蜡型的引导顺序的秴接触。由此可见，由Slavicek R倡导的尖牙主导的序列引导的概念能将磨牙症造成的肌肉运动控制在较低范畴。此外，采用磨牙检查垫观察因磨耗产生的秴接触位置的话，可以看出在口腔治疗的

长期随诊观察中尖牙主导的序列引导是预知性极高的秴型。

5　总结

"Sequential Guidance with Canine Dominance（尖牙主导的序列引导）"是一种可以让咀嚼器官发挥自身"Stress Management（应激管理）"功能的工具而被提出的秴型理念。另一方面，对于大范围的咬合关系紊乱或者严重的咬合异常的病例，该咬合理念还可以成为包含临床具体术式的实施秴重建的咬合标准（指标）。而且，该秴型最重要的关键点是采用可调式秴架实现在牙尖交错位施加咬合力时，后牙区产生左右均等的咬合支持，以及在非正中运动时实现后牙脱离接触，即将咬合与下颌运动相结合的思路变为现实。

在咬合关系紊乱的口腔内环境，用人为设计的咬合概念进行咬合重建，恢复垂直距离，确定正确的水平颌位关系，形成后牙区的咬合支持，恢复前牙引导，并再次通过流畅的磨牙运动使秴重建的咬合随时间而磨耗，总而言之，这是一种可以逆转时间，减小牙、牙周组织、颞下颌关节等负荷的治疗方法。本次展示的病例戴入全颌修复体后形成的前牙引导，能用磨牙检查垫确认其处于一种逐级进行的咬合磨耗的状态，通过实际的临床病例证明，尖牙主导的序列引导具有维护口腔环境健全的作用。最后，虽然磨牙症需要长期的治疗过程观察，但可以期待正确的秴重建能成为对处在复杂环境中生存的人类的身心健康产生影响的重要因素。

参考文献

[1] Lobbezoo F, Lavigne G, Tanguary R, Montplaisir JY. The effect of the catecholamine precursor L-dopa on sleep bruxism. A controlled clinical trial. Mov Disord 1997; 12: 73–78.

[2] Lobbezoo F, Naeije M. Bruxism is mainly regulated centrally, not peripherally. J Oral Rehabil 2001; 28: 1085–1091.

[3] Lavigne GJ, Soucy JP, Lobbezoo F, Manzini C, Blancher PJ, Montplaisir JY. Double blind,crossover, placebo-controlled trial with bromocriptine in patients with sleep bruxism. Clin Neurophamacol 2001; 4: 145–149.

[4] Lvigne GJ, Kato T, Kolta A, Sessele BJ. Neurobiological mechanisms involved in sleep bruxism. Crit Rev Oral Biol Med 2003; 14: 30–46.

[5] Lobbezoo F, van Denderen RJ, Verheij JGC, Naeije M. Reports of SSRI-associated bruxism in the family physician's office. J Orofac Pain 2001; 15: 340–346.

[6] Winocur E, Gavish A, Voikovitch M, Emodi-Perlman A, Eli I. Drugs and bruxism: A critical review. J Orofac Pain 2003; 17: 99–111.

[7] Saletu A, Parapatics S, Saletu B, Anderer P, Prause W, Putz H, Adelbauer J, Saletu-Zyhlarz GM. On the pharmacotherapy of sleep bruxism: placebo-controlled polysomnographic and psychometric studies with clonazepam. Neuropsychobiology 2005; 51: 214–225.

[8] Cannistraci AJ. A method to control bruxism: biofeedback-assisted relaxation therapy. J Am Soc Prev Dent 1976; 6: 12–15.

[9] Rubeling RR Jr. Treating patients through biofeedback therapy. Dent Stud 1979; 57: 57–62.

[10] Wieselmann-Penkner K, Janda M, Lorenzoni M, Polansky R. A comparison of the muscular relaxation effect of TENS and EMG-biofeedback in patients with bruxism. J Oral Rehabil 2001; 28: 849–853.

[11] Shulman J. Teaching patients how to stop bruxing habits. J Am Dent Assoc 2001; 132: 1275–1277.

[12] Treacy K. Awareness/relaxation training and transcutaneous electrical neural stimulation in the treatment of bruxism. J Oral Rehabil 1999; 26: 280–287.

[13] Manns A, Miralles R, Adrian H. The application of audiostimulation and electromyographic biofeedback to bruxism and myofascial pain-dysfunction syndrome. Oral Surg Oral Med Oral Pathol 1981; 52: 247–252.

[14] Dube C, Rompre PH, Manzini C, Guitard F, de Grandmont P, Lavigne GJ. Quantitative polygraphic controlled study on efficacy and safety of oral splint devices in tooth-grinding subjects. J Dent Res 2004; 83: 398–403.

[15] Van der Zaag J, Lobbezoo F, Wicks DJ, Visscher CM, Hamburger HL, Naeije M. Controlled assessment of the efficacy of occlusal stabilization splints on sleep bruxism. J Orofac Pain 2005; 19: 151–158.

[16] Ackerman JB. A new approach to the treatment of bruxism and bruxomania. N Y State Dent J 1966; 32: 259–261.

[17] Quinn JH. Mandibular exercises to control bruxism and deviation problems. Cranio 1995; 13: 30–34.

[18] Quinn JH. Treating bruxism and clenching. J Am Dent Assoc 2000; 131: 723.

[19] Ford RT, Douglas W. The use of composite resin for creating anterior guidance during occlusal therapy. Quintessence Int 1988; 19: 331–337.

[20] Slavicek R. Prinzipien der Okklusion. Informationen 1982; 3/4: 171–212.

[21] 玉置勝司, 藤原　基, 吉野正浩, 木本克彦. 可撤式歯型を用いた天然歯におけるガイドの傾斜角度とその部位に関する研究—第1報　ClassI級歯列について. 顎咬合学会誌　咬み合わせの科学 1999; 20: 80–84.

[22] 玉置勝司, 藤原　基, 佐藤貞雄. 咬合, 様式の違いが睡眠時ブラキシズムに与える影響について. 神奈川歯学 2003; 38: 190–193.

[23] 玉置勝司、原田政彦、下顎運動データによる機能的咬合面の製作法—CADIAXコンパクトとアーテックスARの臨床応用. Quintessence Dental Technology(Tokyo) 2003; 28: 23–34.

[24] 玉置勝司, 三橋　晃, 土田佳代, 榊原功二. QDT特集　プロビジョナルレストレーションの活用法　臨床応用1　ブラキシズムを考慮したプロビジョナルレストレーションの製作法. Quintessence Dental Technology (Tokyo) 2004; 29: 56–61.

[25] 玉置勝司, 三橋　晃, 池田龍典. 私の咬合診査法—基礎知識から診査機器の有効活用まで "キャディアックス・コンパクト" を用いた咬合診査. 日本歯科評論 2004; 64: 71–82.

[26] Tamaki K, Ikeda T, Wake H, Toyoda M. An Assessment of Condylar Dynamics Associated with Grinding Movements Part1. Pattern Analysis of Condylar Dynamics. Prosthodont Res Pract 2007; 6; 28–33.

[27] Katsushi Tamaki, Tatsunori Ikeda, Hiroyuki Wake and Minoru Toyoda. A Study on Clinical Evaluation of Sleep Bruxism-Application of BruxChecker® and BiteStrip®. Bull Kanagawa Dent Coll 2007; 35: 17–23.

著者简历

佐藤貞雄　さとう　さだお

1971年	3月	神奈川歯科大学歯学部卒業
1971年	4月	神奈川歯科大学　助手（歯科矯正学）
1978年	4月	神奈川歯科大学　講師
1979年	10月	歯学博士
1981年	9月	米国アラバマ大学1年間留学（生化学教室，W.T.Butler教授）
1989年	11月	神奈川歯科大学　助教授
1991年	9月	日本MEAW研究会会長（～2000年）
1996年	9月～	神奈川歯科大学　歯科学成長発達講座歯科矯正学分野教授
2001年	10月～	オーストリア，ドナウ大学　客員教授
2004年	10月～	米国タフツ大学　客員教授

玉置勝司　たまき　かつし

1982年	3月	神奈川歯科大学歯学部卒業
1982年	4月	神奈川歯科大学　助手（歯科補綴学）
1989年	4月	神奈川歯科大学　講師（歯科補綴学）
1992年	12月	歯学博士
1995年	4月	オーストリア，ウィーン大学補綴学講座に1年間留学
2006年	9月	神奈川歯科大学附属病院臨床教授
2008年	4月～	神奈川歯科大学　顎口腔機能修復科学講座歯科補綴学分野　咬み合わせリエゾン診療科教授

榊原功二　さかきばら　こうじ

1968年	3月	愛歯技工専門学校卒業　同　技工専門学校助手として5年間勤務
1974年	4月	東京都日本橋　矢沢歯科医院入社（元日本顎咬合学会長，矢沢一浩先生）
1986年	8月	同　退社
1986年	9月	東京都目黒区にて開業
1994年	1月	オーストリア，ウィーン大学留学（短期）
1997年	8月	ウィーン大学公認指導技工士
2001年	4月～	日技認定講師
2005年	4月～	明倫短期大学技工科臨床教授

<table>
<tr><td rowspan="15">译者名单
（续）</td><td>译　者（以姓氏拼音顺序排列）</td></tr>
<tr><td>国洪波</td></tr>
<tr><td>康卫明</td></tr>
<tr><td>黎曙光</td></tr>
<tr><td>刘　静</td></tr>
<tr><td>刘　锡</td></tr>
<tr><td>刘长云</td></tr>
<tr><td>米丛波</td></tr>
<tr><td>缪华昌</td></tr>
<tr><td>田智慧</td></tr>
<tr><td>王　芳</td></tr>
<tr><td>王陆辰</td></tr>
<tr><td>吴松涛</td></tr>
<tr><td>余　华</td></tr>
<tr><td>周茂强</td></tr>
</table>

周升才

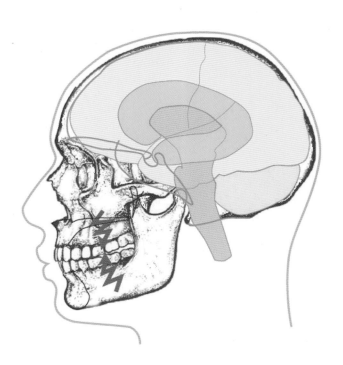